实用新型冠状病毒肺炎诊疗手册

主　编　王　辰　王行环
副主编　张定宇　曾宪涛
　　　　徐英辉　李振兴

U0388847

人民卫生出版社

图书在版编目（CIP）数据

实用新型冠状病毒肺炎诊疗手册 / 王辰，王行环主编 . —北京：人民卫生出版社，2020.2

ISBN 978-7-117-29826-1

Ⅰ.①实… Ⅱ.①王…②王… Ⅲ.①日冕形病毒 –病毒病 – 肺炎 – 诊疗 – 手册 Ⅳ.①R563.1-62

中国版本图书馆 CIP 数据核字（2020）第 029361 号

人卫智网	www.ipmph.com	医学教育、学术、考试、健康，购书智慧智能综合服务平台
人卫官网	www.pmph.com	人卫官方资讯发布平台

实用新型冠状病毒肺炎诊疗手册

主　　编：王　辰　王行环
出版发行：人民卫生出版社（中继线 010-59780011）
地　　址：北京市朝阳区潘家园南里 19 号
邮　　编：100021
E - mail：pmph @ pmph.com
购书热线：010-59787592　010-59787584　010-65264830
印　　刷：人卫印务（北京）有限公司
经　　销：新华书店
开　　本：787 × 1092　1/32　印张：3
字　　数：60 千字
版　　次：2020 年 2 月第 1 版　2020 年 3 月第 1 版第 2 次印刷
标准书号：ISBN 978-7-117-29826-1
定　　价：10.00 元

打击盗版举报电话：010-59787491　E-mail：WQ @ pmph.com
质量问题联系电话：010-59787234　E-mail：zhiliang @ pmph.com

编者名单

主　编 王　辰　王行环

副主编 张定宇　曾宪涛　徐英辉　李振兴

参编单位及编者

（参编单位排序不分先后，编者按姓氏汉语拼音排序）

武汉雷神山医院

蔡　林　程真顺　韩　勇　胡　芬　黄　笛
李一荣　李振兴　刘志宇　潘振宇　彭志勇
尚　东　王　莹　王行环　熊　勇　徐海波
徐英辉　袁玉峰

中国医学科学院北京协和医学院

王　辰

武汉大学中南医院

曹　越　陈小艳　程　虹　方　程　黄　笛
黄　桥　靳英辉　李绪辉　李志强　林丽开
鲁植艳　罗丽莎　潘运宝　孙慧敏　王永博
王云云　夏　剑　闫　萍　杨智华　张笑春
张银高　张莹雯　赵　剡　赵明娟　钟文心
朱小平

武汉市金银潭医院
张定宇

河南大学循证医学与临床转化研究院
邓 通 李晓东 任学群 王朝阳 訾 豪

陆军军医大学
李亚斐

大连医科大学附属第一医院
尚 东 徐英辉

锦州医科大学附属第一医院
范仲凯 李振兴

大连医科大学附属第二医院
刘志宇

武汉大学循证与转化医学中心
郭 毅 李柄辉 马琳璐 王行环 翁 鸿
曾宪涛

编写秘书 靳英辉

2020年1月,突然发生的新型冠状病毒肺炎疫情牵动着世界各国人民的心。我们也从最初的紧急应对逐渐回归到沉着面对,在党和政府有力决策的指导下,形成了以湖北省武汉市为中心的全国"抗疫"大会战和疫情防控阻击战。随着武汉方舱医院、武汉火神山医院、武汉雷神山医院的全部投入使用,逐户排查、家家隔离、村村封锁等措施的执行,这场全民"战疫"的胜利结局已无疑问。因此,我们认为"抗疫"至今,在党中央集中统一领导下,不仅需要全体人民的全力配合,更需要科学与耐心,需要每一位医务人员深刻知晓新型冠状病毒的特点及其引发肺炎的诊断、治疗与护理,才能让疑似病人尽快就近得到确诊,让已经确诊的病人尽快得到合理救治。本书的编写的宗旨意在为全体医务人员提供诊治参考。

治病救人,首先要保证医务人员自身的健康。因此,本书首先介绍医务人员的感染防护。在诊断、治疗、护理、心理干预、院内感染防控和社区人群感染防控中,加入了大量以武汉雷神山医院、武汉大学中南医院、武汉客厅方舱医院经实践摸索出的经验所得。在诊断部分,按照湖北省内和省外的不同进行了区分;在护理部分,关注了新生儿及孕产妇人群。在心理干预中,对各种群体进行了介绍。此外,本书还探讨了援助队伍及其驻地的感染防控和心理干预。

此外,当前对于该病毒及其引起的疾病的命名在国际上尚存争议。鉴于本书主要服务于我国人群,故我们仍旧采用了国家卫生健康委员会的命名——新型冠状病毒肺炎(简称新冠肺炎),并用一节专门介绍了当前所有的病毒及疾病命名。

我们认为本次疫情应该已到拐点,但这场战役也许还需要持续一段时间。鉴于当前针对新型冠状病毒及其引发肺炎的认识每天都在不断加深,特别是对治疗药物的认识,加之编写时间有限,难免存在疏漏,敬请广大读者批评指正。然而,传染病的防控思路是有章可循、有史可鉴的,本书可为本次疫情及类似传染病的防治提供非常有意义的参考。最后,要感谢所有奋战在"抗疫"一线的医务人员,正是他们不顾自我安危的无私奉献,才让疫情得到有效控制。我们相信,在中国全体人民的共同努力下,新型冠状病毒肺炎会终将被战胜。

王　辰　王行环

2020 年 2 月 16 日

目　录

第一章

医务人员感染防护

一、感染防护用具及使用方法

1. 医用外科口罩及佩戴流程

第1步:实施手卫生。

第2步:检查医用外科口罩外包装。

★**注意**:需查看在有效期内且无破损。

第3步:将口罩罩住鼻、口及下颌

★**注意**:有鼻夹即有钢丝部分朝上;白色面朝内,蓝色面朝外。

第4步:下方带系于颈后。

第5步:上方带系于头颈中部。

第6步:双手示指指尖放在鼻夹上,从中间位置开始,手指向内按压。禁用一只手指捏鼻夹。

第7步:双手示指逐步向两侧移动,根据鼻梁形状塑造鼻夹。

第8步:调整系带松紧度。

★**注意**：口罩潮湿后或受到患者血液、体液污染后，应及时更换。

2. 医用防护口罩及佩戴流程

第1步：实施手卫生。

第2步：检查医用防护口罩外包装。

★**注意**：需查看在有效期内且无破损。

第3步：一手托住防护口罩。

★**注意**：有鼻夹即有钢丝部分的面朝外、朝上。

第4步：将防护口罩罩住鼻、口及下颌，紧贴面部。

第5步：用另一只手将下方系带拉过头顶，放在颈部。

第6步：再将上方系带拉至头顶中部。

第7步：依次将双手示指放在金属鼻夹上→从中间位置开始→手指向内按压→分别向两侧移动和按压→根据鼻梁形状塑造鼻夹。

第8步：进行密合性检查。

★**方法**：双手完全盖住防护口罩快速呼吸。

第9步：若鼻夹附近漏气，返回第7步。

第10步：若漏气位于四周，调整到不漏气为止。

3. 医用外科口罩、医用防护口罩摘除流程

结束工作或者需要更换口罩时：

第1步：实施手卫生。

第2步：解开系于颈后的下方系带。

第3步：解开系于头顶中部的上方系带。

第4步：用手紧捏住口罩的系带。

★**注意**：不需要接触口罩前面。

第 5 步：弃置于医疗废物放置容器内。

第 6 步：实施手卫生。

4. 乳胶检查手套

需正确穿戴和脱摘，注意及时更换手套。

★**注意**：戴手套不能取代手卫生。

5. 速干手消毒剂

医务人员诊疗操作过程中，手部未见明显污染物时使用。

★**注意**：全院均应当使用。

6. 护目镜

采集呼吸道标本、气管插管、气管切开、无创通气、吸痰等可能出现血液、体液和分泌物等喷溅操作时使用。

★**注意**：如护目镜为可重复使用的，应当消毒后再重复使用。

7. 防护面罩 / 防护面屏

诊疗操作中可能发生血液、体液和分泌物等喷溅时使用。

★**注意 1**：如为可重复使用的，使用后应当消毒方可再用。如为一次性使用的，不得重复使用。

★**注意 2**：护目镜和防护面罩 / 防护面屏不需要同时使用。

8. 隔离衣

(1) 穿隔离衣流程

第 1 步：工作人员实施手卫生。

第 2 步：手持衣领取下隔离衣。

第 3 步：手将衣领的两端向外折，使得内面朝向工作人员，露出袖子内口。

第 4 步：右手提衣领，左手伸入衣袖内，右手将衣领向上拉，露出左手。

第 5 步:以同法穿另一只衣袖。

第 6 步:两手由衣领中央顺边缘向后系好颈后系带,扎好袖口。

第 7 步:将隔离衣一边(约在腰下 5cm 处)渐向前拉,见到边缘捏住。

第 8 步:同法捏住另一侧边缘,双手在背后将衣边对齐系好。

第 9 步:将腰带在背后交叉,回到前面系好。

第 10 步:开始工作。

(2)脱隔离衣流程

第 1 步:工作人员解开隔离衣腰带。

第 2 步:解开袖带塞入袖祥内,充分暴露双手。

第 3 步:实施手卫生。

第 4 步:解开颈后系带。

第 5 步:右手伸入左手腕部衣袖内,拉下衣袖,遮盖左手。

第 6 步:用遮盖着的左手握住隔离衣袖外面,拉下右侧衣袖。

第 7 步:双手转换逐渐从衣袖内退出,脱下隔离衣。

第 8 步:将脱下的隔离衣污染面向内卷成包裹状。

第 9 步:放入防渗漏污衣袋内,丢到医疗废物桶内。

第 10 步:实施手卫生。

★注意:一次性隔离衣不得重复使用。如使用可复用的隔离衣,使用后按规定消毒后方可再用。

9. 防护服

(1)穿防护服流程

第 1 步:实施手卫生。

第 2 步:戴医用防护口罩(见前述口罩内容)。

第 3 步：戴内层圆帽。

第 4 步：戴里层手套。

第 5 步：穿防护服。

第 6 步：穿靴套。

第 7 步：戴护目镜／防护面屏（见前述护目镜／防护面屏内容）。

第 8 步：戴外层手套。

（2）脱防护服流程

一脱区，依次按照：手消（反复搓揉至干燥）→脱防护面屏或护目镜→脱防护服、外层手套、靴套。

二脱区，依次按照：手消（反复搓揉至干燥）→脱内层手套→手卫生（流动水洗手＋快速手消）。

三脱区，依次按照：脱圆帽、医用防护口罩→手卫生（快速手消反复搓揉至干燥）→戴外科口罩。

★注意 1：防护服不得重复使用。

★注意 2：其他人员如物业保洁人员、保安人员等需进入相关区域时，按相关区域防护要求使用防护用品，并正确穿戴和脱摘。

二、门诊医务人员防护

门诊分为普通门诊和发热门诊。

1. 普通门诊

普通门诊医务人员处于低感染风险，应佩戴一次性工作帽、KN-95/N-95 型及以上颗粒物防护口罩或医用防护口罩、工作服及一次性乳胶手套。

2. 发热门诊

发热门诊医务人员的暴露风险分为两类:中等暴露风险是直接接触患者体液、黏膜或者不完整皮肤等;高暴露风险是指有分泌物或污染物喷溅至医务人员身上和面部的风险。

中等暴露风险的医务人员应佩戴一次性工作帽、KN-95/N-95 型及以上颗粒物防护口罩或医用防护口罩、工作服、护目镜/防护面罩、一次性乳胶手套、隔离衣、防护服和一次性鞋套/靴套。

高暴露风险的医务人员在此基础上加戴全面型呼吸器。

三、非感染病专业病房医务人员防护

非感染专业病房医务人员的暴露风险同样分为中等暴露风险和高暴露风险两类。

中等暴露风险的医务人员应佩戴一次性工作帽、KN-95/N-95 型及以上颗粒物防护口罩或医用防护口罩、工作服、护目镜/防护面罩、一次性乳胶手套和隔离衣。

高暴露风险的医务人员在此基础上穿戴防护服。

四、感染专业病房医务人员防护

感染专业病房医务人员的暴露风险分为中等暴露风险和高暴露风险两类。

中等暴露风险的医务人员应佩戴一次性工作帽、KN-95/N-95 型及以上颗粒物防护口罩或医用防护口罩、护目镜/防护面屏、一次性乳胶手套、隔离衣、防护服、一次性鞋套/靴套。

高暴露风险的医务人员在此基础上加戴全面型呼吸器。

五、重症监护病房医务人员防护

重症监护病房的医务人员应采取三级防护。需穿戴:

1. 防护服

★**注意**:需是符合国家标准(GB19082—2009)的一次性无菌医用防护服,以及在境外上市符合日本、美国、欧洲等标准的一次性无菌医用防护服(所需证明材料包括:境外医疗器械上市许可证明和检测报告、无菌证明、企业做出质量安全承诺等)。

2. 一次性工作帽

3. 双层乳胶检查手套

4. 口罩/呼吸器

KN-95/N-95型及以上颗粒物防护口罩、医用防护口罩或动力送风过滤式呼吸器。

★**注意**:一般4小时更换,污染或潮湿时随时更换。

5. 护目镜/防护面屏

6. 工作鞋或胶靴防水靴套

7. 必要时,可加穿防水围裙或防水隔离衣

六、特殊操作医务人员防护

针对咽拭子、血液等标本采集人员,医务人员应采取三级防护。建议穿戴:

1. 防护服

★**注意**:需是符合国家标准(GB19082—2009)的一次性无菌医用防护服。

2. 一次性工作帽

3. 双层乳胶检查手套

4. 口罩/呼吸器 KN-95/N-95 型及以上颗粒物防护口罩、医用防护口罩或动力送风过滤式呼吸器。

★**注意**：一般 4 小时更换，污染或潮湿时随时更换。

5. 护目镜/防护面屏

6. 工作鞋或胶靴、防水靴套

7. 必要时，可加穿防水围裙或防水隔离衣

★**注意**：房间中人数限制在患者所需护理和支持的最低数量，并且操作应当在通风良好的房间进行。

七、医务人员集中驻地防护

雷神山医院、方舱医院等集中驻地医务人员采取三级防护。需穿戴：

1. 防护服

★**注意**：需是符合国家标准（GB19082—2009）的一次性无菌医用防护服，以及在境外上市符合日本、美国、欧洲等标准的一次性无菌医用防护服（所需证明材料包括：境外医疗器械上市许可证明和检测报告、无菌证明、企业做出质量安全承诺等）。

2. 一次性工作帽

3. 双层手套

4. 口罩/呼吸器

KN-95/N-95 型及以上颗粒物防护口罩、医用防护口罩或动力送风过滤式呼吸器。

★**注意**：耳挂式加戴外科口罩。

5. 护目镜/防护面屏

6. 一次性鞋套 / 靴套

八、援助医疗队驻地感染防控

加强医疗队驻地的感染防控管理,是避免医务人员交叉感染、降低疫情扩散的重要措施,也是确保医疗队队员平安凯旋的重要保障。结合雷神山医院和方舱医院的感染防控经验(详见第六章),建议援助医疗队驻地采取防控措施。

1. 成立感染控制小组

由领队担任组长,随队的感染控制专职人员或感染控制护士组成感染控制小组,负责医疗队人员的感染防控培训及驻地感染防控工作。

每名援助医务人员应每日自我监测体温(驻地入口处)和躯体症状,如有发热或典型症状,应立即报告感染控制小组并启动疾病的诊断处理流程。

2. 制定关键流程

主要包括:抵达入驻地之前的消毒(由被援助地负责)、离开驻地上班流程、下班返回驻地流程、进入房间流程、就餐流程、会见亲友流程和外出流程。

原则上应尽量不会见亲友及外出。

3. 消毒清洁

被援助地应安排好援助医疗队驻地的每日消毒清洁工作,建议遵照第七章中的"公共区域"内容进行。

入驻医务人员应时常清洗外出衣物,外出鞋底可定期使用 75% 酒精喷洒鞋底消毒。建议每日开门开窗通风 2~3 次,每次不少于半小时。

第二章

筛查与诊断

一、临床诊断标准

(一) 疾病定义

1. 疑似病例

(1) 湖北省:任何 1 项流行病学史或无流行病学史,且同时符合临床表现任意 2 条。

1) 临床表现:①发热、呼吸道感染症状(咳嗽、无痰或少痰、胸闷、气短)、消化道症状(腹痛、腹泻、恶心、呕吐)和 / 或神经肌肉系统症状(头晕、头痛、肌肉酸痛、乏力)等少见症状;②发病早期白细胞总数正常或降低,或淋巴细胞计数减少,或嗜酸性粒细胞计数减少,或红细胞计数和血红蛋白含量减少,或 C 反应蛋白及降钙素原增高,或转氨酶增高、球蛋白及总蛋白升高、乳酸脱氢酶升高等。

2) 流行病学史:①发病前 21 天内有武汉市及周边地区,或其他有病例报告社区的旅行史或居住史;②发病前 21 天内与新型冠状病毒感染者(核酸检测阳性者)有接触史;③发病前21天内曾接触过来自武汉市或周边地区,或来自有病例报告社区的发热或有呼吸道感染症状的患者;④发病21天内生活或工作于聚集性发病环境;⑤发病21天内与确诊病例家养宠物有密切接触史,或救助过流浪猫狗史者;⑥发病21天内,密切接触过未加防护的治愈出院后的病例。

(2)湖北以外省份:有任何1项流行病学史,符合临床表现任意2条;无明确流行病学史者,需符合临床表现中的3条。

1)临床表现:①发热、呼吸道感染症状、消化道症状和/或神经肌肉系统症状等少见症状;②具有急性肺炎和/或轻度胸膜炎影像学特征;③发病早期白细胞总数正常或降低,或淋巴细胞计数减少。

2)流行病学史:同湖北省。

2. 临床诊断病例

湖北省内的疑似病例具有肺炎影像学特征者。

3. 确诊病例

(1)在湖北省,临床诊断病例或疑似病例,具备以下病原学证据之一者:①呼吸道、血液、粪便、羊水或新生儿皮肤表面黏液标本实时荧光RT-PCR检测2019-nCoV核酸阳性;②呼吸道、血液、粪便、羊水或新生儿皮肤表面黏液标本病毒基因测序,与已知的2019-nCoV高度同源。

(2)在湖北以外省份,疑似病例,具备上述病原学证据之一者。

4. 聚集性病例

疑似聚集性病例是指14天内在小范围(如一个家庭、一个工地、一个单位等)发现 1 例确诊病例,并同时发现 1 例及以上发热、呼吸道感染症状、消化道症状和 / 或神经肌肉系统症状病例。

在上述情形下,发现 2 例及以上确诊病例,且病例间存在因密切接触导致的人际传播的可能性或因共同暴露而感染的可能性,则判定为聚集性病例。

(二) 临床分型

1. 轻型

临床症状轻微,影像学未见肺炎表现。

2. 普通型

具有发热、呼吸道等症状,影像学可见肺炎表现。

3. 重型病例

符合下列任何一条:①出现气促,RR ≥ 30 次 / 分;②静息状态下,指氧饱和度 ≤ 93%;③动脉血氧分压(PaO_2)/ 吸氧浓度(FiO_2) ≤ 300mmHg。此外,肺部影像学显示 24-48 小时内病灶明显进展 >50% 者按重型管理。

4. 危重型病例

符合以下情况之一:①出现呼吸衰竭,且需要机械通气;②出现休克;③合并其他器官功能衰竭需 ICU 监护治疗。

二、问诊要点

1. 湖北省

(1)流行病学史:

1)是否是湖北省居民,发病前 21 天内是否有病例报告社区的旅行史或居住史?

2) 发病前 21 天内,是否与新型冠状肺炎确诊患者(核酸检测阳性者)有接触史?

3) 发病前 21 天内,是否接触有病例报告社区的临床诊断患者?

4) 发病 21 天内,是否生活或工作于多人聚集性发病环境?

5) 发病 21 天内,是否接触过确诊病例家养宠物或救助过发病社区或定点医疗机构区域的流浪猫狗?

6) 发病 21 天内,是否在肺炎定点医疗机构做过志愿者或提供过服务?

7) 发病 21 天内,是否密切接触过未加防护的治愈出院后病例?

(2)临床表现:

1) 有无发热(多少摄氏度?)? 是否怕冷? 手脚可有冰凉? 什么时间开始的? 什么时候明显?

2) 有无咳嗽? 是否有痰(颜色、痰液量、是否黏稠)? 是否有胸闷、气短?

3) 有无腹痛、腹泻、恶心、呕吐?

4) 有无头晕、头痛、肌肉酸痛、乏力?

5) 有无全身紧缩感、束带感或皱巴感(何时明显? 何时缓解? 是否大汗后缓解?)?

2. 湖北以外省份

(1)流行病学史:

1) 居住地是哪里? 湖北省或湖北省外(发病前 21 天内是否有湖北省尤其武汉市及周边地区旅行史或居住史)?

2) 发病前 21 天内,是否有其他有病例报告社区的旅行史或居住史?

3) 发病前 21 天内,是否与新型冠状病毒感染者(核酸检测阳性者)有接触史? 是否接触过确诊病例家养宠物?

4) 发病前 21 天内,是否与发热和 / 或呼吸道感染症状者有接触史? 是否接触过湖北省尤其武汉市的外出旅行者?

5) 发病前 21 天内,生活或工作环境中是否有多人有相似的症状? 有类似症状者是否有湖北省旅游史?

6) 发病前 21 天内,是否密切接触过未加防护的治愈出院后病例?

(2)临床表现:

1) 有无发热(体温)? 是否怕冷? 有无手脚冰凉? 何时开始的? 何时明显?

2) 有无咳嗽? 是否有痰(颜色、痰液量、是否黏稠)? 有无胸闷、气短?

3) 有无腹痛、腹泻、恶心、呕吐?

4) 有无头晕、头痛、肌肉酸痛、乏力?

5) 有无全身紧缩感、束带感或皱巴感(何时明显? 何时缓解? 是否大汗后缓解?)?

三、临床表现

临床表现有三种:典型、不典型和亚临床表现(无症状)。

1. 典型表现为发热、乏力、干咳、胸闷、气短、呼吸困难等症状,伴或不伴鼻塞、流涕等上呼吸道感染症状。

2. 不典型表现有腹痛、腹泻、恶心、呕吐、头晕、头痛、肌肉酸痛、乏力等少见症状。

3. 部分患者无任何临床表现。重型、危重型患者病程中可为中低热,甚至无明显发热。轻型患者仅表现为低热、轻微乏力等,甚至无肺炎表现。

四、体格检查

轻症患者可无阳性体征;重症患者可出现呼吸急促,双肺可闻及湿啰音、呼吸音减弱,叩诊呈浊音,触觉语颤增强或减弱等。

五、影像学检查

早期呈现单发或多发小斑片影及间质改变,以肺外带明显。进而发展为双肺多发磨玻璃影、浸润影,严重者可出现肺实变,胸腔积液少见。

影像学表现中病灶主要分布(胸膜下、沿支气管血管束为主)、数量(3 个以上多发病灶多见、偶有单发或双病灶)、形状(斑片状、大片状、结节状、团状、蜂窝样或网格状、条索状等)、密度(多不均匀,呈磨玻璃密度与小叶间隔增厚混杂铺路石样改变、实变及支气管壁增厚等)及伴发征象(充气支气管征、极少数病例出现少量胸腔积液和纵隔淋巴结肿大等)各异。

首发表现为单侧或双侧胸腔积液合并实变者,往往疾病进展较快、一般 3 天病变范围明显增大 1 倍以上或双肺弥漫改变。

典型 CT/X 线影像学表现、不典型 CT/X 线影像学表现

及 CT 影像学分期如下所示:

1. 典型 CT/X 线影像学表现

(1) 双肺多发、斑片状、亚段或节段性磨玻璃密度影,被增厚的细网格状或小蜂窝样小叶间隔分隔,呈"铺路石样"改变,CT 扫描层厚(重建)越薄,磨玻璃密度影与小叶间隔增厚显示清晰;高分辨率 CT(high-resolution computed tomography,HRCT)或薄层重建(1mm)图像呈现细网格状或小蜂窝样小叶间隔增厚内稍高密度磨玻璃密度改变、边缘模糊。

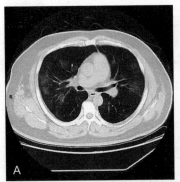
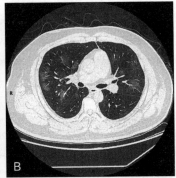

男性,38 岁,无明显诱因发热(39.3℃)、干咳和气短 3 天。实验室检查,WBC 6.35×10⁹/L(正常),LYMPH% 4.1%(减低),LYMPH 0.31×10⁹/L(减低),EO 0(减低),CRP 170.91mg/L(升高),PCT 0.45ng/ml(升高)。A(SL:6mm)和 B(HRCT)示双肺多发斑片状 + 小叶网格状小叶间隔增厚,呈典型"铺路石"征象

　　X线分辨力较CT差,基本上表现为边缘模糊的磨玻璃密度影。

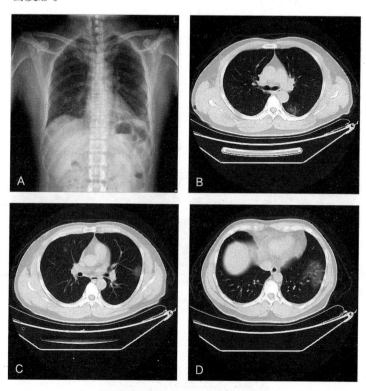

男性,51岁,全身酸痛、乏力1周,发热1天(39.1℃),贫血。实验室检查,WBC 9.24×10⁹/L(正常),LYMPH% 5.1%(减低),LYMPH 0.47×10⁹/L(减低),EO 0(减低),CRP 170.91mg/L(升高),PCT 0.45ng/ml(升高),ESR 48mm/h(升高)

A. 左肺下叶外带斑片影;B. 左肺下叶背段大片磨玻璃密度影;C. 右肺上叶后段和左肺上叶下舌段胸膜下斑片状磨玻璃密度影;D. 左肺下叶外基底段大片磨玻璃密度影

(2) 双肺多发、斑片状或大片状实变,并少许网格样或蜂窝状小叶间隔增厚,以中下叶为著,老年人或重症患者多见。

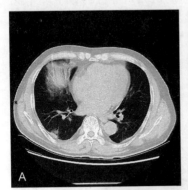
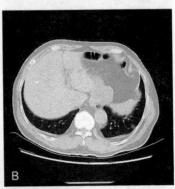

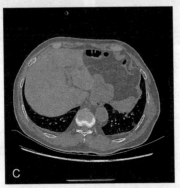

男性,65 岁,发热 4 天(38.7℃)。实验室检查,WBC 3.72×10^9/L(正常),LYMPH 0.90×10^9/L(减低),CRP 53.0mg/L(升高),PCT 0.10ng/ml(升高),肝功能减低,低蛋白血症,轻度贫血

A、B. 右肺中叶大片实变和下叶后基底段斑片状实变,内见充气支气管征;C. 左肺下叶外基底段斑片状实变,右侧胸腔少量积液

2. 不典型 CT/X 线影像学表现

(1)双肺单发、多发或广泛胸膜下网格样或蜂窝样小叶间隔增厚、支气管壁增厚、迂曲粗条索影,可见散在数个斑片状实变,偶尔可伴有少量胸腔积液或纵隔淋巴结增大,多见于老年人。

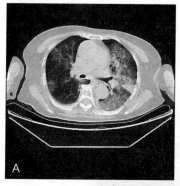
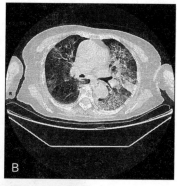

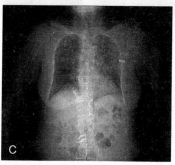

女性,83 岁,发热(最高体温达 38.8℃)、咳嗽、畏寒,伴咽痛、干咳 1 周,胸闷和气短加重 1 周。实验室检查,WBC 4.6×10⁹/L(正常),Neu% 65.8%(正常),LYMPH% 19.9%(减低)

A、B. 双肺弥漫性小叶间隔增厚形成网格影,支气管壁增厚,左肺下叶片状实变;C. 胸部 X 线片示双肺弥漫网格影,以左肺为著

(2)单发或多发小叶中心实性结节或实变,周围围绕磨玻璃密度影。

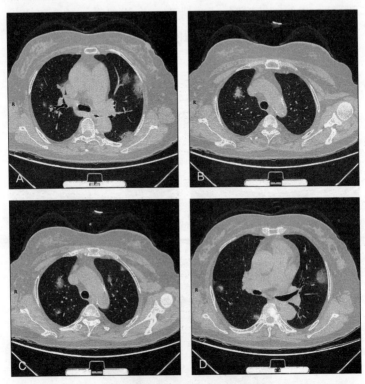

女性,56岁,发热3天。实验室检查,WBC 4.87×10⁹/L(正常),LYMPH% 10.1%(减低),LYMPH 0.49×10⁹/L(减低),EO% 0(减低),TP 54.0g/L(减低),ALB 35.5g/L(减低),GLB 18.5g/L(减低)

A. 右肺中叶外侧段两个小叶中心实变结节,周围围绕磨玻璃密度影病灶;B. 右肺上叶前段示片状磨玻璃密度影,其内见斑片状实变灶;C. 双肺上叶示片状磨玻璃密度影,其内见斑片状实变;D. 右肺中叶、下叶背段片状磨玻璃密度影内斑片状实变

3. CT 影像学分期

（1）超早期：通常指曾暴露于病毒污染环境中（与患者接触史、家庭、单位或医务人员聚集性发病环境内）1~2 周内尚无有任何临床表现、RT-PCR 阴性和咽拭子 2019-nCoV 阴性。主要影像学表现为单发、双发或散在数个局灶性磨玻璃密度影、小叶中心结节及周围环绕斑片状磨玻璃密度影、斑片状实变影及其内见支气管充气征等，以中下叶胸膜下为著。

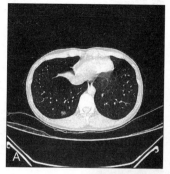 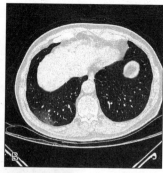

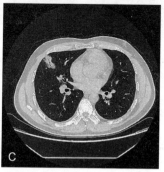

A. 女性,33 岁,职业暴露,斑片状磨玻璃密度影;B. 男性,67 岁,与患者有过接触史,大片磨玻璃密度影;C. 女性,35 岁,职业暴露,大片实变影、内见充气支气管征

(2)早期:指出现临床表现(发热、咳嗽、干咳等)后 1~3 天,此期病理学机制为肺泡间隔毛细血管扩张充血、肺泡腔内液体渗出和小叶间隔间质水肿。影像学表现为单发或散在多发斑片状或团状磨玻璃密度影,被蜂窝样或网格样增厚小叶间隔分隔。

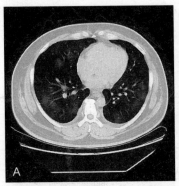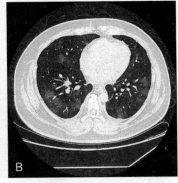

男性,38 岁,无明显诱因发热(39.3℃)、干咳和气短 3 天。实验室检查,WBC 3.01×10⁹/L(减低),LYMPH 0.81×10⁹/L(减低),CRP 60.8mg/L(升高),PCT 0.16ng/ml(增高)。

影像学检查,图 A(薄层 CT)和图 B(HRCT)示:双肺多发片团影较淡实变及网格样增厚小叶间隔

(3)快速进展期:出现临床表现后第 3~7 天,此期病理学机制为肺泡腔内聚集大量富细胞渗出液,间质内血管扩张渗出,二者均导致肺泡及间质水肿进一步加重,纤维素样渗出经肺泡间隔将每个肺泡联通起来形成融合态势。CT 表现为融合大片较淡的实变影,其内可见充气支气管征。

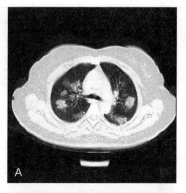

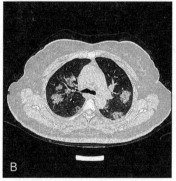

女性,50 岁,食欲减退、乏力、肌肉酸痛、鼻塞流涕 1 周,咽痛、咽痒 2 天。实验室检查,WBC 4.08×10⁹/L(正常),LYMPH 0.96×10⁹/L(减低),CRP 60.8mg/L(升高),ESR 25mm/h(升高)。

女性,50 岁,食欲减退、乏力、肌肉酸痛、鼻塞流涕 1 周,咽痛、咽痒 2 天。
实验室检查,WBC $4.08×10^9$/L(正常),LYMPH $0.96×10^9$/L(减低),
CRP 60.8mg/L(升高),ESR 25mm/h(升高)。
影像学检查,图 A(薄层 CT)和图 B(HRCT)示:双肺多发片团状实变
及网格样增厚小叶间隔

　　(4)实变期:出现临床表现 7~14 天,此期主要病理机制应该是肺泡腔纤维素性渗出,肺泡壁毛细血管充血消退。CT 影像学表现为多发斑片状实变密度,范围较上一期稍缩小,密度进一步增高。

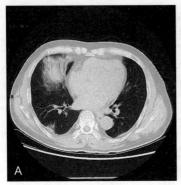 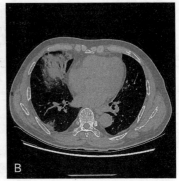

男性,65 岁,发热 4 天(体温最高达 39 ℃)。实验室检查,WBC 3.72×10⁹/L(减低),LYMPH 0.90×10⁹/L(减低),PCT0.10ng/ml(升高),CRP 53.0mg/L(升高); 低蛋白血症[TP 62.2g/L(减低),ALB 35.7g/L(减低)],肝功能异常[ALT 79U/L(升高),AST 72U/L(升高)],轻度贫血[RBC 4.10×10¹²/L(减低),HGB 131.1g/L(减低),HCT 39%(减低)]。

影像学检查,图 A(薄层 CT)和图 B(HRCT)均表现为右肺中叶、下叶后基底段及左肺下叶外基底段多发斑片状和大片实变,内见充气支气管征象

(5)消散期:出现临床表现 2~3 周内,病变范围进一步缩小,密度不均匀减低。CT 表现为斑片状实变或条索影,随着时间延长,可见网格状增厚小叶间隔,支气管壁增厚、扭曲成条索状及少许散在斑片状实变。

此外,新型冠状病毒肺炎轻型表现需与其它病毒引起的上呼吸道感染相鉴别。新型冠状病毒肺炎主要与流感病毒、腺病毒、呼吸道合胞病毒等其他已知病毒性肺炎及肺炎支原体感染鉴别,尤其对疑似病例要尽可能采取包括快速抗原检测和多重 PCR 核酸检测等方法,对常见呼吸道病原体进行检测。

还要与感染性疾病,如血管炎、皮肌炎和机化性肺炎等相鉴别。

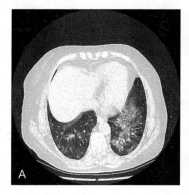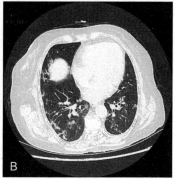

女性,79岁,间断发热6天。综合治疗3天后,实验室检查,RBC 3.73×10^{12}/L(减低),HB 107g/L(减低),HCT 31.8%(减低),LYMPH% 13.9%(减低),LYMPH 0.62×10^9/L(减低),EO% 0(减低),EO 0(减低),ALT 46U/L(升高),TP 56.8g/L(减低),ALB 33.5g/L(减低),CRP和PCT正常

A. CT示左肺上叶舌段斑片状磨玻璃密度影、网格状小叶间隔增厚,右肺中叶及下叶背段斑片状实变影;B. 9天后复查CT示右肺中叶病变吸收,右肺下叶病变范围缩小,左肺上叶舌段病变吸收,呈条索影样变

4. 影像学临床诊断依据

(1)影像疑似:

1)单发或多发胸膜下斑片状磨玻璃样密度影(GGO),其内见增粗血管及增厚壁支气管影穿行,伴有或不伴有局部小叶间隔网格状增厚。

2)罹患多种基础性疾病且机体自身状态差,老年患者双肺弥漫性网格或蜂窝样间质改变,以双肺下叶为著。

3)青壮年患者突发高热、寒战,具有双肺多发或弥漫GGO,伴有小叶间隔增厚或少许胸膜下实变,实变中可见充气支气管征。

4)突发高热患者双肺单发或多发大片或节段性实变,内见支气管充气征。

5)持续发热(体温>38℃)3天以上,双肺内病灶呈现两种以上影像学特征改变,且肺内病灶新老不一,如上叶胸膜下GGO、中下叶亚实性或实性病变和/或中下叶网格状或条索状影像改变,伴有或不伴有一侧或双侧胸腔积液。

(2)影像诊断:影像疑似病例3~5天后复查CT和/或胸部X线片发现有以下阳性结果之一。

1)原有单发或多发胸膜下斑片状GGO范围增大向肺野中央推进。

2)原有GGO范围增大、密度增高,和/或局部网格状小叶间隔增厚明显,和/或其内出现厚壁支气管影,和/或原有胸膜下GGO开始实变,和/或肺野内其他部位出现新的GGO。

3)原有实变范围增大、伴有或不伴有周围GGO,和/或其他肺野区域有新增GGO或实变。

4)原有GGO发生实变,和/或新出现实变、伴有一侧或两侧胸腔积液。

5)原有肺部多态性病变任何一种范围扩大或数量增多,如双肺上叶GGO、中下肺叶亚段病变或实变、下叶纤维条索影,或出现一侧或两侧少量胸腔积液。

六、实验室检查

1. 血液学检查

发病初期白细胞总数大部分降低或正常,淋巴细胞计数减少,淋巴细胞绝对值如果小于 $0.8 \times 10^9/L$,或出现 $CD4^+$ 及 $CD8^+T$ 细胞计数明显下降者需要高度关注,一般建议 3 天后复查血液常规变化。

2. 呼吸道病原学检测

(1)流感抗原:目前常规检测的流感抗原有甲型流感、乙型流感、H7N9 型禽流感等,咽拭子采样,检测结果较快,有利于流感早期快速筛查和新型冠状病毒的鉴别诊断,但是漏诊率偏高。

(2)呼吸道病毒核酸:临床常用检测其他常见呼吸道病毒和支原体及衣原体感染的确诊,如腺病毒、副流感病毒、呼吸道合胞病毒、支原体、衣原体、甲型、乙型流感病毒等。

(3)2019-nCoV 核酸检测:准确的 2019-nCoV 的 RNA 检测具有诊断意义。采用荧光定量 PCR 方法在排除样本质量、样本收集时机、污染和技术问题的情况下,从咽拭子或其他呼吸道样本中检测出 2019-nCoV 的 RNA,尤其多次、多种标本和多种检测试剂盒的 2019-nCoV 的 RNA 阳性,对病原学诊断有重要支持意义。

★注意 1:当前核酸检测的阳性检出率偏低,建议以临床诊断为主。

★注意 2:为提高核酸检测阳性率,建议尽可能留取痰液,实施气管插管患者采集下呼吸道分泌物,标本采集后尽快送检。

(4)其他实验检查项目:血气分析、肝肾功能、心肌酶、肌红蛋白、血沉、C反应蛋白(CRP)、降钙素原(PCT)、乳酸、D-二聚体、凝血象、尿液常规、炎症因子(IL-6、IL-10、TNF-α)、淋巴细胞亚群、补体、抗酸染色等。其中,血气分析有助于判断中、重症患者的氧合情况,结合其中乳酸的升高,可以筛查高危的氧合障碍患者,部分感染患者出现肝酶、肌酶、血沉和肌红蛋白增高,CRP和PCT的检测对鉴别是否合并肺部的细菌感染有一定价值。

★注意1:本次疫情中发现大部分重症患者D-二聚体明显升高,同时出现凝血功能的障碍,外周血管的微血栓形成,其他的炎症因子等检查可以初步评估患者的免疫功能状态。

★注意2:在鼻咽拭子、痰、下呼吸道分泌物、血液、粪便等标本中可检测出新型冠状病毒核酸。

3. 其他早期诊断方法

目前常用的二代测序(NGS)技术、电子显微镜技术能起到早期诊断作用,随着特异性核酸检测技术的应用,其诊断价值已减弱,但NGS检测技术能用于发现新型病原体是否突变。

第三章

疾病治疗

一、治疗原则

疑似及确诊病例应在具备有效隔离条件和防护条件的定点医院隔离治疗：

1. 疑似病例应单间隔离治疗，确诊病例可收治在同一病室。

2. 确诊轻症患者应集中隔离，如进入方舱医院。

3. 危重症病例应尽早收入 ICU 治疗。

二、治疗方案

1. 卧床休息，监测生命体征（心率、指脉氧饱和度、呼吸频率、血压），加强支持治疗，保证充分热量，维持水、电解质及酸碱平衡等内环境稳定。

2. 根据病情监测血常规、CRP、PCT、脏器功能（肝酶、胆红素、心肌酶、肌酐、尿素氮、尿量等）、凝血功能、动脉血气分析，胸部影像学。有条件者可行细胞因子检测。

3. 有效氧疗,包括鼻导管、面罩给氧、经鼻高流量氧疗(HFNO)、无创(NIV)或有创机械通气等,详见表1。

表1　有氧治疗的方法及其适应证

氧疗方法	适应证
常规氧疗	严重呼吸道感染、呼吸窘迫、低氧血症或休克患者
HFNO 及 NIV	缺氧性呼吸衰竭和急性呼吸窘迫综合征患者呼吸支持,当鼻导管或面罩氧疗无效或患者出现低氧性呼吸衰竭
有创机械通气	在使用 HFNO 或 NIV 短时间(1 小时)内呼吸衰竭无改善或持续恶化
体外膜肺氧合(ECMO)	经过肺保护性通气仍难以纠正的难治性低氧血症患者

三、抗病毒药物治疗

目前尚无来自临床研究的直接证据支持特异的抗新型冠状病毒治疗疑似或确诊病例的药物。

★注意:临床应用抗病毒药物时,不建议同时应用 3 种及以上,在出现不可耐受的毒副作用时应停止使用相关药物。

1. α干扰素

成人可考虑试用 α 干扰素雾化吸入:每次 500 万 U,加入灭菌注射用水,2 次 /d。

儿童可以采用以下的推荐剂量:① IFN-α1b:每次 1~2μg/kg(轻型肺炎),每次 2~4μg/kg(重症肺炎);② IFN-α2b:每次 10 万 ~20 万 U/kg(轻症肺炎),每次 20 万 ~40 万 U/kg(重症肺炎)。

每日 2 次,持续 5~7 天。

2. 洛匹那韦 / 利托那韦

可考虑洛匹那韦 / 利托那韦(200mg/50mg,每粒)口服,2粒 / 次,2 次 /d,疗程不超过 10 天。

或可加利巴韦林,500mg/ 次,每日 2~3 次,静脉输注,疗程不超过 10 天。

★**注意**:洛匹那韦 / 利托那韦相关的腹泻、恶心、呕吐、肝功能损害等不良反应,同时要注意和其他药物的相互作用。

3. 奥司他韦

目前临床研究报道中,常以经验性单独或联合其他药物治疗,具体疗效有待进一步研究。

四、抗菌药物治疗

避免盲目或不恰当使用抗菌药物,尤其是联合使用广谱抗菌药物。加强细菌学监测,有继发细菌感染证据时及时应用适宜的抗菌药物。

根据患者临床表现,如不能排除合并细菌感染:轻症患者可口服针对社区获得性肺炎的抗菌药物,如阿莫西林、阿奇霉素或氟喹诺酮类;重症患者经验性治疗需覆盖所有可能的病原体,病原菌明确后降阶梯治疗。

五、激素治疗

激素用于严重急性呼吸窘迫综合征存在争议,全身性使用糖皮质激素应谨慎。

病情进展快或重症患者可酌情使用甲泼尼龙,根据病情严重程度,可考虑每日给予 40~80mg,每日总剂量不超过 2mg/kg。

★**注意:**激素治疗有一定的不良反应发生率(如糖尿病、股骨头坏死、骨质疏松及二次感染),建议慎用。

六、营养支持治疗

1. 入院时

患者入院时,即根据 NRS2002 评分进行营养风险筛查,对不同营养风险评分患者推荐方案如下:

总评分 <3 分:推荐进食高蛋白质食物(如鸡蛋、鱼、瘦肉、奶制品)和含碳水化合物的饮食。摄入目标能量为 25~30kcal/$(kg \cdot d)$ 和蛋白质量为 1.5g/$(kg \cdot d)$。

总评分 ≥ 3 分:尽早给予营养支持。推荐口服营养补充强化蛋白质摄入,2~3 次 /d,≥ 18g 蛋白质 / 次。为达到 18g 蛋白质 / 次,在标准整蛋白制剂基础上额外添加蛋白粉。

★**注意:**当患者不能通过口服方式补充营养时,应放置肠内营养管。

2. 减少应激性溃疡和胃肠道出血发生率

对有胃肠道出血危险因素的患者使用 H_2 受体拮抗剂或质子泵抑制剂。危险因素包括机械通气 ≥ 48 小时、凝血功能障碍、肾脏替代治疗、肝脏疾病、多种并发症、器官衰竭评分较高。

3. 减少肺部腺体分泌和改善呼吸功能

对于因呼吸道腺体分泌增加出现呼吸困难,咳嗽、喘息加重,呼吸窘迫综合征患者,推荐使用选择性(M_1、M_3)受体抗胆碱类药物,减少肺部腺体分泌松弛气道平滑肌,解除气道痉挛,改善肺通气功能。

4. 减少静脉栓塞发生率

评估患者静脉栓塞风险,对无禁忌证高危患者预防使用低分子肝素或肝素。

七、中医中药治疗

1. 指导原则

辨证施治、三因治宜、防大于治。

★**注意:**涉及到超药典剂量,应当在医师指导下使用。

2. 中药治疗详见表2。

八、其他药物治疗

1. 恢复期血浆

使用恢复期血浆可能加速病毒血症的好转,可能加快患者的康复时间。目前推荐在病情进展较快、重症和危重症的患者中使用。

2. 维生素C治疗

武汉大学中南医院重症医学科主任彭志勇教授表示"维生素C用于治疗新型冠状肺炎有两个好处,一是可以抗氧化损伤,二是可以提高免疫力",且该团队正在进行大剂量维生素C治疗的临床试验,每次12g,每天2次,轻症患者口服,对于危重症患者可采用静脉注射。具体疗效有待进一步的研究结果。

★**注意:**目前有临床试验在开展,建议跟进试验结果。

表 2　不同阶段中药治疗详情表

疾病状态		临床表现	推荐药物	推荐处方	功效	服法
医学观察期		乏力伴胃肠不适	藿香正气胶囊(丸、水、口服液)	无	解表化湿、理气和中	可见药品说明书
		乏力伴发热	金花清感颗粒	无	疏风宣肺、清热解毒	可见药品说明书
			连花清瘟胶囊(颗粒)		清瘟解毒、宣肺泄热	可见药品说明书
			疏风解毒胶囊(颗粒)		疏风解毒、疏风清热、解毒利咽	可见药品说明书
			防风通圣丸(颗粒)		解表通里、清热解毒	可见药品说明书
临床治疗期		适用于轻型、普通型、重型患者,危重型患者视情况合理使用	清肺排毒汤	麻黄 9g、炙甘草 6g、杏仁 9g、生石膏 15~30g(先煎)、桂枝 9g、泽泻 9g、猪苓 9g、白术 9g、茯苓 15g、柴胡 16g、黄芩 6g、姜半夏 9g、生姜 9g、紫菀 9g、冬花 9g、射干 9g、细辛 6g、山药 12g、枳实 6g、陈皮 6g、藿香 9g	无	传统中药饮片,水煎服。每天 1 剂,早晚各 2 次(饭后40 分钟),温服,3 剂 1 个疗程

续表

疾病状态	临床表现	推荐药物	推荐处方	功效	服法
临床治疗期初期:寒湿犯表	恶寒无汗,头痛身重,肢体烦疼,胸膈痞满,渴不欲饮,便溏短而黄	藿香正气胶囊,藿香正气水	紫苏叶10g,苍术15g,白芷10g,陈皮10g,羌活10g,藿香10g(后下),厚朴10g,防风10g,茯苓皮15g,通草10g	散寒除湿	无
临床治疗期初期:寒湿郁肺	恶寒发热或无热,干咳,咽干,倦怠无力,胸闷,脘痞或呕恶,便溏。舌质淡或淡红,苔白腻,脉濡	无	苍术15g,陈皮10g,厚朴10g,藿香10g(后下),草果6g,生麻黄6g,羌活10g,生姜10g,槟榔10g(后下),蝉蜕10g,僵蚕10g,片姜黄10g	散寒解郁	无
临床治疗期初期:寒湿郁肺	发热,乏力,周身酸痛,咳嗽,咯痰,胸紧憋气,纳呆,恶心,呕吐,大便粘腻不爽。舌质淡胖齿痕或淡红,苔白厚腐腻或白腻,脉濡或滑	无	生麻黄6g,生石膏15g,杏仁9g,羌活15g,葶苈子15g,贯众9g,地龙15g,徐长卿15g,藿香15g,佩兰9g,苍术15g,云苓45g,生白术30g,焦三仙各9g,厚朴15g,焦槟榔9g,煨草果9g,生姜15g	无	每日1剂,水煎600ml,分3次服用,早中晚各1次,饭前饮用

续表

疾病状态	临床表现	推荐药物	推荐处方	功效	服法
临床治疗期初期:湿热蕴肺	低热或不发热,微恶寒,乏力,头身困重,肌肉酸痛,干咳痰少,咽痛,口干不欲多饮,或伴有胸闷脘痞,无汗或汗出不畅,或见呕恶纳呆,便溏或大便粘滞不爽。舌淡红,苔白厚腻或薄黄,脉濡数或滑数	无	槟榔10g,草果10g,厚朴10g,知母10g,黄芩10g,柴胡10g,赤芍10g,连翘15g,青蒿10g(后下),苍术10g,大青叶10g,生甘草5g	无	每日1剂,水煎400ml,分2次服用,早晚各1次
临床治疗期中期:疫毒闭肺	身热不退或往来寒热,咳嗽痰少,或有黄痰,腹胀便秘。胸闷气促,咳嗽喘憋,动则气喘,舌质红,苔黄腻或黄燥,脉滑数	喜炎平注射液,血必净注射液	杏仁10g,生石膏30g(先煎),瓜蒌30g,生大黄6g(后下),生炙麻黄各6g,葶苈子10g,桃仁10g,草果6g,槟榔10g,苍术10g	清热解毒	无
临床治疗期中期:湿毒郁肺	发热,咳嗽痰少,或有黄痰,憋闷气促,苔腻。腹胀,便秘不畅,舌质暗红,舌体胖,苔黄腻或黄燥,脉滑数或弦滑	无	生麻黄6g,苦杏仁15g,生石膏30g,茅苍术10g,广藿香15g,青蒿草12g,虎杖20g,马鞭草30g,干芦根30g,葶苈子15g,化橘红15g,生甘草10g	无	每日1剂,水煎400ml,分2次服用,早晚各1次

续表

疾病状态	临床表现	推荐药物	推荐处方	功效	服法
临床治疗期中期:寒湿阻肺	低热,身热不扬,或未热,干咳,少痰,倦怠乏力,胸闷,脘痞,或呕恶,便溏。舌质淡红,苔白或白腻,脉濡	无	苍术15g,陈皮10g,厚朴10g,藿香10g,草果6g,生麻黄6g,羌活10g,生姜10g,槟榔10g	无	每日1剂,水煎400ml,分2次服用,早晚各1次
临床治疗期重症期:热毒生瘀	身体壮热,胸闷气促,面色紫黑,唇色瘀黑,焦躁,神志昏迷。舌绛紫,苔黄燥,脉洪大弦数	喜炎平注射剂,血必净注射剂,清开灵注射液,安宫牛黄丸	炙麻黄10g,杏仁10g,生石膏20~30g,蝉衣10g,僵蚕10g,姜黄10g,酒大黄10g,黄芩10g,黄连5g,连翘15g,当归10g,桃仁10g,赤芍15g,生地15g	化瘀解毒	无
临床治疗期重症期:内闭外脱	呼吸困难,动辄气喘或需要辅助通气,伴神昏,烦躁,汗出肢冷,舌质紫暗,苔厚腻或燥,脉浮大无根	血必净注射液,参附注射液,生脉注射液	人参15g,黑顺片10g(先煎),山茱萸15g,送服苏合香丸或安宫牛黄丸	回阳救逆	中药注射剂可与中药汤剂联合使用

37

疾病状态	临床表现	推荐药物	推荐处方	功效	服法
临床治疗期重症期:气营两燔证	大热烦渴,喘憋气促,谵语神昏,视物错瞀,或发斑疹,或吐血、衄血,或四肢抽搐。舌绛少苔或无苔,脉沉细数,或浮大而数	喜炎平注射液、血必净注射液、热毒宁注射液、痰热清注射液、醒脑静注射液	生石膏30~60g(先煎),知母30g,生地30~60g,水牛角30g(先煎),赤芍30g,玄参30g,连翘15g,丹皮15g,黄连6g,竹叶12g,葶苈子15g,生甘草6g	无	每日1剂,水煎服,先煎石膏,水牛角后下诸药,每次100~200ml,每日2~4次,口服或鼻饲中药注射剂可与中药汤剂联合使用
临床治疗期重症期:疫毒闭肺	发热面红,咳嗽,痰黄粘少,或痰中带血,喘憋气促,疲乏倦怠,口干苦粘,恶心不食,大便不畅,小便短赤。舌红,苔黄腻,脉滑数	无	生麻黄6g,杏仁9g,生石膏15g,甘草3g,藿香10g(后下),厚朴10g,苍术15g,草果10g,法半夏9g,茯苓15g,生大黄5g(后下),生黄芪10g,葶苈子10g,赤芍10g	无	每日1~2剂,水煎服,每次100~200ml,一日2~4次,口服或鼻饲

续表

疾病状态	临床表现	推荐药物	推荐处方	功效	服法
临床治疗期恢复期：肺脾气虚	气短、倦怠乏力、纳差、恶心呕吐、痞满，大便无力、便溏不爽，舌淡胖，苔白腻	香砂六君子丸	法半夏9g,陈皮10g,党参15g,炙黄芪30g,茯苓15g,藿香10g,砂仁6g(后下),甘草6g	补益脾肺	每日1剂，水煎400ml,分2次服用，早晚各1次
临床治疗期恢复期：气阴两伤	身热多汗，心胸烦热，气逆欲呕，气短神疲倦，舌红少苔，脉虚数	生脉饮	竹叶15g,石膏15g(先煎),党参15g,麦冬10g,半夏9g,白茅根15~30g,芦根20g,甘草10g,粳米30g	益气养阴	无
临床治疗期恢复期：气阴两虚	乏力，气短，口干，口渴，心悸，汗多，纳差，低热或不热，干咳少痰。舌干少津，或舌虚细或虚无力	无	南北沙参各10g,麦冬15g,西洋参6g,五味子6g,生石膏15g,淡竹叶10g,桑叶10g,芦根15g,丹参15g,生甘草6g	无	每日1剂，水煎400ml,分2次服用，早晚各1次

3. 阿比朵尔

可用于感染 2019-nCoV 的成人,但其疗效和安全性尚不清楚。目前推荐剂量为成人 200mg,每日 3 次,疗程不超过 10 天。

4. 免疫球蛋白

轻症患者不建议使用。

严重情况下可以使用静脉注射免疫球蛋白,但其疗效需要进一步评估。推荐剂量 1.0g/(kg·d),连续 2 天;或 400mg/(kg·d),持续 5 天。

5. 瑞德西韦

瑞德西韦(remdesivir,RDV;GS-5734)是一种广谱抗病毒核苷酸类似物。美国第一例新型冠状病毒肺炎患者在确诊后,静脉注射瑞德西韦,临床症状缓解。

目前国内正在开展瑞德西韦治疗新型冠状病毒肺炎的临床试验,但效果有待进一步研究。

6. 磷酸氯喹

磷酸氯喹,成人 500mg,每日 2 次,疗程不超过 10 天。

九、重症患者治疗

1. 治疗原则

卧床休息,支持治疗,保证充分热量;维持水、电解质与酸碱平衡;及时进行氧疗及机械通气等生命支持措施,预防和治疗并发症;治疗基础疾病;预防继发感染。

2. 氧疗与呼吸支持

(1)低氧血症患者,PaO_2/FiO_2 在 200~300mmHg:

1)鼻导管或面罩吸氧

★**注意**:及时评估呼吸窘迫和/或低氧血症是否缓解。

2)当患者接受鼻导管或面罩吸氧后2小时,呼吸窘迫和/或低氧血症无改善,应使用经鼻高流量氧疗。

3)如患者接受经鼻高流量氧疗2小时后氧合指标等无改善或进一步恶化,应改为无创机械通气和有创机械通气。

(2)低氧血症患者,PaO_2/FiO_2 在 150~200mmHg:

1)首选无创机械通气治疗。

2)治疗过程中需密切监测。

3)若短时间(1~2小时)病情无改善甚至恶化,应及时进行气管插管和有创机械通气。

(3)低氧血症患者,$PaO_2/FiO_2<150$mmHg:

1)有创机械通气

★**注意**:应采取肺保护性通气策略,设定最佳 PEEP。

2)肺复张

★**注意**:肺复张前需做可复张性评价。

3)俯卧位

★**注意**:PaO_2/FiO_2 持续低于 150mmHg,需每日 12 小时以上俯卧位通气。

4)有创机械通气撤离的标准为:氧合指标改善(PaO_2/FiO_2 持续大于 200mmHg),且神志清醒、循环稳定。

(4)ECMO:

1)ECMO 的启动时机为保护性通气和俯卧位通气效果不佳且符合以下条件之一:① $PaO_2/FiO_2<50$mmHg 超过 3 小时;② $PaO_2/FiO_2<80$mmHg 超过 6 小时;③ $FiO_2=1.0$ 时,$PaO_2/$

FiO_2<100mmHg；④动脉血 pH<7.25 且 $PaCO_2$>60mmHg 超过 6 小时,且呼吸频率 >35 次 /min；⑤呼吸频率 >35 次 /min 时,动脉血 pH<7.2 且平台压 >30cmH_2O；⑥合并心源性休克或心搏骤停。

2) ECMO 的禁忌证:合并无法恢复的原发疾病;存在抗凝禁忌;在较高机械通气设置条件下,机械通气超过 7 天;年龄 >70 岁;免疫抑制;存在周围大血管解剖畸形或者血管病变等。

3) ECMO 治疗模式的选择:推荐 VV-ECMO 模式;当出现循环衰竭时判断其原因,是否存在心源性休克,以决定是否需要 VA-ECMO 模式。

3. 循环监测与支持

(1)遵循组织灌注导向的血流动力学治疗原则,严密监测患者循环状态。

(2)应选择简便、易维护管理的血流动力学监测技术。

(3)血流动力学不稳定状态出现时,在容量管理上,应当保持满足组织灌注的最低血容量。

★注意:必要时可使用常见的血管活性药物,如去甲肾上腺素。

(4)当合并心肌酶(特别是肌钙蛋白)和 / 或 BNP 显著升高,需密切监测心脏功能。

★注意:警惕出现心源性休克。

4. 中医治疗 处方见本章"七、中医中药治疗"。

静脉用药

(1)重症患者:血必净注射液 100ml 加生理盐水 250ml,

每天1次,同时加用生脉注射液100ml加生理盐水250ml,每天1次;体温高于38.5℃患者可用喜炎平注射液100mg加生理盐水250ml,每天1次。

(2)危重症患者:血必净注射液100ml加生理盐水250ml,每天1次,同时加用生脉注射液100ml加生理盐水250ml,每天1次;高热不退者可用安宫牛黄丸1丸,每天1次;休克者加用参附注射液100ml加生理盐水250ml,每天1次。

★**注意**:关注静脉血栓栓塞症风险,酌情抗凝治疗。

5. 其他用药

(1)对淋巴细胞计数低、细胞免疫功能低下的重型患者,建议考虑使用胸腺肽α1。

(2)可使用肠道微生态调节剂,维持肠道微生态平衡。

(3)对于重型机械通气患者,应适当给予镇痛镇静治疗。

(4)注意评估多器官功能,肾脏替代治疗的时机为:肌酐增值基线值的2~2.9倍,尿量持续12小时以上少于0.5ml/(kg·h)。

十、阶段评估和治疗效果评估

1. 撤离体外生命支持的标准

(1)撤离VV-ECMO:① ECMO空氧混合器氧浓度降至21%;②气流速降为0;③呼吸机支持力度不高,观察2~3小时,呼吸频率<25次/min,SpO$_2$>92%,PaCO$_2$正常。

(2)撤离VA-ECMO:①血流速从3L/min开始以每5~6小时下调0.2~0.5L/min的速度下调,并观察血流动力学状况是否平稳,在24小时内血流速降至1.5L/min;②如有桥接管,可将动静脉端用桥接管连接,形成 ECMO 管路自循环,使机体血流动力学均由心脏泵血完成,观察至少 6 小时,血流动力学平稳。

2. 撤离有创呼吸标准

(1)患者意识清楚,吸痰呛咳反射明显,血流动力学平稳。

(2)呼吸机参数接近脱机参数。

(3)通过自主呼吸试验。

3. 转出 ICU 标准

(1)患者不需要高级呼吸支持(高流量鼻导管氧疗、无创机械通气、有创机械通气等)。

(2)血流动力学和组织灌注稳定,器官功能无明显障碍,不需要器官支持治疗(CRRT、人工肝等)。

十一、出院标准

1. 体温恢复正常 3 天以上。

2. 呼吸道症状明显好转。

3. 肺部影像学显示急性渗出性病变明显改善。

4. 连续两次呼吸道标本核酸检测阴性(采样时间至少间隔 1 天)。

十二、心理治疗

详见第五章。

第四章

疾病护理

一、居家隔离患者的护理

居家隔离的患者应自行监测体温和病情变化,如体温持续高于38℃或呼吸困难进行性加重,应及时就医。家庭照顾者除做好自身防护外,也应密切监测体温。

1. 轻微症状疑似患者

(1)建议选择通风良好的单间居住。

(2)建议佩戴N-95型口罩或医用外科口罩。

(3)限制亲朋好友探视。

(4)适度限制活动。

(5)咳嗽、打喷嚏时,需要佩戴医用口罩或者用纸巾及弯曲的手肘掩护,咳嗽和打喷嚏后立即进行双手清洁。

(6)流动水洗手后,首选干手纸巾擦干;若用毛巾擦干,则毛巾每日清洗、消毒、晒干备用。

(7)建议使用500mg/L含氯消毒液每天频繁清洁、消毒家中物品。

(8)建议共享区域如卫生间、厨房等开窗通风。

(9)避免与患者共用牙刷、毛巾、餐具、床单等物品。

(10)建议患者生活用品单人单用,需与家庭成员分开放置,每次使用时候用开水烫洗消毒。

(11)儿童、行动不便者及高龄老人,建议安排无基础疾病的1名健康家庭成员看护。

2. 家庭照顾者

若有家庭照顾者,则:

(1)建议与患者接触后、离开患者房间、饭前、饭后、如厕后、进出家门前后需进行手消毒(肉眼可见污渍,先流动水洗手,再进行手消毒)。

(2)避免直接接触人体分泌物,特别是口部或呼吸道分泌物,以及避免直接接触粪便。

(3)佩戴一次性手套(双层)为患者进行口部及呼吸道看护,处理粪便、尿液,清洁患者房间卫生等。戴手套前、脱手套后需进行洗手。

(4)普通洗衣皂和清水清洗患者衣物、床单、浴巾、毛巾等,或者用洗衣机以 60~90℃和普通家用洗衣液清洗;或低浓度消毒液浸泡,随后洗衣机普通清洗。

(5)将污染的床品放入洗衣袋。不要甩动污染衣物,避免直接接触。

(6)患者产生的垃圾丢入密闭的垃圾袋,频繁更换。

3. 口罩等处理

使用的口罩和手套,建议使用专用盆子放置,采用沸水烫之后再行集中丢弃。

二、方舱医院患者的护理

除严格执行护理人员层面的制度外,对于患者应给予:

1. 专科护理

(1)患者住院期间佩戴医用外科口罩、谢绝探视。

(2)严密监测患者生命体征变化,重点监测体温,呼吸节律、频率和深度及血氧饱和度等。

(3)发热患者根据医嘱给予退热处理,使用退热药物后应密切监测体温变化和出汗情况。

(4)观察患者意识及全身症状,如全身肌肉疼痛、乏力、食欲减退等。

(5)观察患者咳嗽、咳痰、胸闷、呼吸困难及发绀情况。

(6)遵医嘱实施氧疗,并观察治疗效果。氧疗装置专人专用,防止交叉感染。

(7)遵医嘱按时、按剂量正确给药,注意观察药物不良反应。

(8)做好患者的健康指导,保证充分的睡眠。

(9)落实皮肤护理,做好压力性损伤的预防与护理。

(10)预防并及时发现患者并发症,遵医嘱正确实施护理措施。

(11)评估患者认知改变、情绪反应和行为变化,给予患者心理调适等干预措施,提供恰当的情感支持,鼓励患者树立战胜疾病的信心。

(12)加强营养支持,给予高热量、高蛋白、高维生素、易消化的饮食,轻症患者鼓励每日保证充足饮水量。

(13)根据医嘱,在实施三级防护措施下,正确采集患者呼吸道分泌物及血标本。严格设置专人、专用工具和流程,转运患者标本,并有记录。

(14)医疗废物严格按规定处理,使用双层包装,包装外应有明确标识并及时密封、规范处置。患者生活垃圾按医疗废物处理。

2. 健康教育

(1)围绕新型冠状病毒肺炎的相关知识以及心理康复要点开展健康教育。

(2)健康教育应贯穿在护理过程中,根据患者的病情、心理、教育内容来选择教育的时机,以保证健康教育的效果。

(3)健康教育应针对不同年龄教育对象的具体情况,可以采取个性化的健康教育方式。

(4)可利用现有方舱的广播,每天 9:00~10:00、15:00~16:00 进行两次集中宣教。宣教内容包括疾病自我管理和防护、心理调适以及出院指导等。

三、普通住院患者的护理

1. 氧疗护理

轻症患者一般采取鼻导管给氧和面罩给氧。根据患者病情和医嘱调节合适的氧流量,密切观察患者呼吸情况和血氧饱和度,如氧疗持续达不到既定目标应引起警惕,全面分析原因,及时通知医生。

2. 用药护理

轻症患者一般使用抗病毒药物、抗菌药物(有感染证据时)和对症治疗。根据医嘱准时准确给药,观察用药效果和不良反应。奥司他韦的不良反应主要有恶心、呕吐、腹泻、腹痛及支气管炎、咳嗽等,干扰素的不良反应主要是发热、疲乏、肌痛、头痛等流感样症状,其次是轻度骨髓抑制。

★**注意**:要鉴别患者的临床表现是属病情变化或药物不良反应。

3. 营养支持

根据患者的需求提供高蛋白、高维生素、含碳水化合物的饮食(如鸡蛋、鱼、瘦肉、奶类等),补充足够营养,提升机体抵抗力。

4. 心理护理

关心重视患者,及时解答患者的疑问。合理应用积极心理学的手段,鼓励患者,减轻患者的焦虑、恐惧心理。

四、危重症患者的护理

1. 病情监测

动态监测患者的生命体征,水、电解质、酸碱平衡及各器官功能,监测患者的感染指标,判断有无急性呼吸窘迫综合征、感染性休克、应激性溃疡、深静脉血栓等并发症的发生。

2. 序贯氧疗护理

在序贯使用各种氧疗方式时,应保持呼吸道和呼吸管路通畅,动态监测氧疗效果,同时合理使用皮肤护理产品,避免鼻面部、口唇的压力性损伤。

使用高流量鼻导管吸氧时,应注意调节合适的氧流量和温湿度。

使用无创机械通气时应做好患者的健康教育,教会患者用鼻吸气,压力设置从低到高,逐渐达到目标值,最大化提高人机配合度,密切观察患者的意识情况及呼吸功能改善情况。

建立人工气道的患者应使用密闭式吸痰管吸痰,减少病毒播散,同时佩戴护目镜或防护面屏,避免职业暴露。

3. 特殊治疗护理

如患者出现中重度 ARDS,需采取有创机械通气联合俯卧位治疗,应遵循俯卧位标准操作流程,采取轴翻的方式变换体位,同时要预防压疮、坠床、管路滑脱、眼部受压等并发症。

使用 ECMO 治疗的患者应严密监测氧合器的性能,观察氧合器的凝血情况,如氧合器颜色变深提示可能存在凝血情况,应报告医生,酌情调节肝素剂量,必要时重新更换氧合器。应动态监测凝血功能,包括凝血象和 DIC 全套、活化部分凝血活酶时间等,密切观察患者有无出血征象,如皮肤黏膜有无发绀,鼻腔、口腔有无出血,是否有血性痰液,是否有尿血、便血,腹部是否有膨隆、移动性浊音,双侧瞳孔是否等大等。

★**注意**:应确保 ECMO 管路连接紧密、固定牢靠,预防空气栓塞和管路滑脱。

4. 感染预防

做好患者的口腔护理、皮肤护理、各种留置管路的护理、大小便护理等,严格执行无菌操作及消毒隔离规范,预防呼吸机相关性肺炎、导管相关性血流感染、导尿管相关性尿路感染及其他继发感染等。

5. 营养支持

动态评估患者营养风险,及时给予营养支持。能经口进食者推荐进食高蛋白、含碳水化合物的饮食。不能经口进食、无肠内营养禁忌证者尽早开放肠内营养。不能开放肠内营养者及时给予肠外营养,力争尽快达到目标能量。

6. 心理护理

清醒患者应高度重视心理护理和人文关怀,可采用积极心理学如正念减压等手段,缓解患者焦虑、恐慌的情绪,树立战胜疾病的信心。

五、新生儿的护理

1. 建立完善的制度、职责及护理指引

针对新型冠状病毒肺炎的传播途径制定医疗废物处理制度、医院感染控制制度、人员分工管理体系及工作职责、防护用品使用制度及佩戴规范、新生儿会诊及收治流程、标本采集规范、工作人员安全防护指引、新生儿新型冠状病毒肺炎护理指引等。

2. 病区环境结构布局

凡是其母患有疑似或确诊为新型冠状病毒肺炎,新生儿需单间隔离。

确诊为新型冠状病毒肺炎的新生儿,有条件者收治于负压隔离病房进行治疗和护理,床间距应不小于 1.2m。负压病房有传递窗的,使用传递窗进行传递,对传递窗 4 次 /d 进行紫外线 30min/ 次照射消毒。

3. 患儿转运

转运设备专病专用:转运婴儿床、复苏囊、氧袋等。接到转运通知后,科室进行转运床的准备,并预约专用电梯送达科室,走专用通道,进入相应病区。

4. 样本采集

首选呼吸道标本,包括上呼吸道(鼻咽拭子和咽拭子)和下呼吸道(痰液、气管吸出物及支气管肺泡灌洗液),采集时需严格执行三级防护措施。鼻咽植绒拭子采样时应注意拭子要达到鼻咽后壁,轻轻旋转后退出。由于咽拭子采样可诱发呕吐,肛拭子采样可诱发排便,增加环境污染和采样者暴露,需谨慎评估后决定。

5. 消毒隔离

患儿家属签署的医疗护理文书,放置在传递窗紫外线灯照射 30 分钟后,方可拿进病区存档。

疑似患儿使用床单、被套、衣服、奶巾等纺织物,使用橘色袋子密封装后,袋子上注明“新冠”和物品名称、数量,送洗衣房。

确诊患儿的床单被服使用后按照医疗废物丢弃。

6. 家属管理

与患儿母亲有密切接触的亲属,采取居家或集中隔离医学观察,医学观察期限为自最后一次与病例发生无有效防护的接触或可疑暴露后 14 天。

任何人不得到病区探视,管床医生每日打电话给直系亲属告知患儿病情。如需签署与病理相关的医学知情同意书且不能到达现场时,可借助网络方式如微信或传真,进行图片签署后,留存资料文书。

7. 出院指导

确诊已感染的产妇所生新生儿在出生后应立即与母亲分开,接受隔离(一级防护级别)和医学观察。

2019-nCoV 核酸监测为在生后 24 小时内、5~7 天和 14 天留取呼吸道分泌物检测病毒核酸 3 次,任何 1 次病毒核酸阳性,则应立即报告,并再次评估其健康和疾病状况决定是居家还是住院隔离治疗。第 3 次病毒核酸阴性者方可解除隔离。足月健康新生儿需住院隔离观察 1 周,若 2 次病毒核酸检测为阴性、喂养正常和一般状况良好,可以考虑居家隔离医学观察。

若在居家期间出现异常,应立即返回医院接受检查。早产儿或有窒息及其他疾病的病理新生儿需单间隔离,接受相应治疗。

当患儿达到出院标准后,通知身体健康的家属办理出院手续。对出院患儿亦需采取保护性隔离措施,如有发热或症状反复时应及时复诊。

★**注意:**其母新型冠状病毒肺炎未治愈前,不采取母乳喂养。

8. 标准行为规范新生儿的防护建议

高度疑似感染新型冠状病毒或者确诊感染的孕妇,产后在病情未愈之前应暂停母乳喂养。

新型冠状病毒是否可以通过胎盘垂直传播仍不清楚,故应对新生儿进行隔离观察至少 14 天。

在新生儿隔离观察期间,照顾新生儿的家属最好固定 1

位(无基础疾病、体质佳者更为合适),应严格要求戴口罩、洗手和消毒,每次喂养、更换尿不湿、洗澡前尤其注意手卫生;特殊情况下,可以要求将新生儿暂时寄养在新生儿科的隔离观察病房。

由于分娩前母体的高热及低氧血症,发生胎儿窘迫、早产等可能性大,出生后呼吸暂停等发生风险增加,应严密监护新生儿,高危儿必要时需转至新生儿科,并采取相关检测判断新生儿是否感染新型冠状病毒,转运过程需注意防护隔离。

六、孕产妇的护理

1. 疫区孕妇的产前检查及产前诊断策略

(1)早孕期:孕周小于14周,若无特殊不适,尽量在家休息观察,避免人群密集区域,少量出血不要惊慌,可动态观察,必要时做好自身防护,就近医院就诊。

特殊及重要检查:孕 11~13 周 $^{+6}$ 为检测 NT 值的早孕期的重要超声检查时间,可在该孕周时间范围内,根据疫情情况安排产检时间,并做好自身防护。若有行 NIPT 要求者,可在 NT 检查后一同检查。

(2)中孕期(孕 14~28 周):特殊及重要检查,若要求行唐氏筛查,可于孕 16~18 周进行防护后产检。孕 20~24 周是大排畸 B 超时间,孕 24~28 周是糖耐量检查时间。大排畸 B 超应按照已预约好的时间,做好自身防护后,再前往医院做检查。

若孕期产检无特殊情况,可以酌情延长常规产检的时间,如孕24~28周的产检,可选择推迟到孕28周产检。若不愿增加暴露风险者,不愿行糖耐量检查者,按照糖尿病饮食控制饮食或自行监测血糖。

(3)晚孕期(28周后):孕晚期自计胎动次数,如果胎动正常,无特殊不适,可适量减少胎心监护次数,或者可选择在家远程胎心监护仪监测。孕满36周、胎动正常、无任何妊娠合并症/并发症的孕妇,可以酌情顺延产检时间;孕满36周、有妊娠合并症/并发症的孕妇,正确佩戴口罩、做好自身防护后,按医生指导建议的时间完成产检为宜。

重要检查:一般在孕36~37周做B超、胎心监护,此次检查较为重要,可做好防护,安排时间产检。

2. 孕妇发生以下异常情况,做好防护后及时来院就诊

出现任何不适,如发生阴道流水、阴道出血、腹痛等情况,无论是何孕周,尽快到医院就医。

如果感觉到胎动异常,请务必做好防护后,尽快到医院就诊。

如孕妇有妊娠合并症/并发症史,如高血压、糖尿病者,可在家自我监测血压、血糖等,有明显异常或不适,随时就诊。

3. 孕妇自身防护措施

去医院产检时,请戴好医疗级别的口罩(医用外科口罩或者更高级别),尽量减少陪同检查人员,减少在医院及室内停留的时间。

进入门诊候诊区前,请配合医务人员进行体温监测,并进行手卫生消毒后,再进入就诊区域,陪同检查人员不要进入就诊区域,以减少病毒暴露风险。

查看检查结果者,请在候诊区排队,或可通过坐诊医生的在线咨询途径咨询结果,减少就诊区域的拥堵,保障空气流通。离开就诊区域,再次进行手卫生消毒。

4. 产检异常的处理

请于当地医院产前诊断门诊,由具有资质的医生咨询后决定是否需要进行侵入性检查方法(如羊水穿刺),或需要转上级医院进一步咨询治疗。

在羊水穿刺进行前,除常规穿刺前检查外,必须有完善病史采集(是否有发热、咳嗽或疑似病毒性肺炎患者接触史等)、体温测量、血常规及C反应蛋白检查,进行二级防护后再行侵入性产前诊断检查。

5. 住院孕产妇管理指导

如孕周<28周,以感染科治疗为主,优先积极抗感染治疗,应以孕妇生命安全为先,产科、感染科、ICU会诊决定药物使用,吸氧并动态观察胎儿情况,若肺部及其他并发症得以控制,可继续妊娠;如病情快速进展,可决定终止妊娠。

对于孕28周以后,特别是孕32周以后的孕晚期妊娠,妊娠对肺炎治疗的影响也越大,胎儿存活概率大,产科干预显得非常重要,酌情尽快终止妊娠。

可以剖宫产终止妊娠的指征包括:重症肺炎,病情控制不理想;各种产科急诊情况及胎儿窘迫;临产但短期无法分娩等。孕妇如有临产先兆,或者胎动减少,或者患有高血压、糖尿病、心脏病等妊娠合并症或并发症等,出现身体不适需及时终止妊娠者尽快住院。

所有发热或者肺部 CT 提示异常的孕产妇均视为疑似病例。

所有确诊或高度疑似的孕产妇入住产科隔离病区,同时立即启动感染预防与控制措施(IPC)。

6. 孕产妇的病房安置

所有孕妇均尽量收住单间病房进行隔离。如床位紧张,则确诊的孕妇可收治同一间隔离病房,与其他患者床位相隔至少 1 米,并以屏风或布帘相隔。

疑似孕妇需收治单间隔离,不得将确诊孕妇与疑似孕妇收治同一房间。

7. 孕产妇的陪护配备

所有孕产妇只允许一名家属陪同,该家属应身体健康状况良好且没有慢性病。

孕产妇及陪同家属均应佩戴医用外科口罩,指导孕产妇在咳嗽或打喷嚏时用纸巾或手肘捂住口鼻,并立即洗手消毒。

孕产妇与家属食具、便器需分开使用,便器每次使用后必须消毒。

孕产妇的呕吐物、排泄物必须进行 84 消毒后才能倾倒,鼓励并限制孕产妇在病房内活动。

8. 确诊孕妇的终止妊娠的时机、方式选择

应根据患者呼吸系统疾病及妊娠孕周、胎儿情况进行综合分析,终止妊娠前如需促胎肺成熟,推荐使用地塞米松。

具体分娩方式可启动院内多学科会诊(MDT)进行综合评估,包括孕妇自身的耐受能力及宫内胎儿情况。

阴道分娩或剖宫产,何种方式更安全尚无定论。若出现胎儿窘迫或产妇病情控制不理想,诊断为重症或危重病例,则可能需立即行剖宫产终止妊娠。

★**注意:**无论分娩或者手术均应在负压隔离病房或者手术室进行。

9. 产后监测体温,暂停母乳喂养

对于核酸检测阴性,但是肺部 CT 阳性的高度可疑孕产妇,产后如持续 3 天体温正常、连续 2 次(间隔 24 小时)核酸监测阴性,则予以办理出院并建议居家隔离 14 天。

对于已确诊的产妇,产后 24 小时后由多学科小组的医生评估后,尽快转至感染科或定点医疗机构继续隔离治疗,尽可能缩短孕产妇处在产科隔离病房的时间。

如有乳涨,则使用吸奶器辅助排空乳汁,避免产后急性乳腺炎。

第五章

心理干预

新型冠状病毒肺炎疫情可能导致患者恐惧、公众焦虑、医务人员耗竭等心理应激。因此,减轻新型冠状病毒肺炎疫情对公众心理的干扰和可能造成的心理伤害,有助于促进社会稳定和战胜疫情。

一、公众的心理干预

1. 与患者密切接触者(家属、同事、朋友等)

(1)心态:躲避、不安、等待期的焦虑;或盲目勇敢、拒绝防护和居家观察等。

(2)干预措施:①政策宣教,鼓励面对现实,配合居家观察;②正确的信息传播和交流,释放紧张情绪。

2. 不愿公开就医的人群

(1)心态:怕被误诊和隔离、缺乏认识、回避、忽视、焦躁等。

(2)干预措施:①知识宣教,消除恐惧;②及早就诊,利于他人;③抛除耻感,科学防护。

3. 易感人群及公众

(1) 心态:恐慌、不敢出门、盲目消毒、失望、恐惧、易怒、攻击行为和过于乐观、放弃等。

(2) 干预措施:①正确提供信息及有关进一步服务的信息;②交流、适应性行为的指导;③不歧视患病、疑病人群;④提醒注意不健康的应对方式(如饮酒、吸烟等);⑤自我识别症状。

4. 因疫去世者的家属

(1) 心态:哀伤、麻木、否认、情感爆发、恐惧、愤怒或敌对、抑郁、焦虑等。

(2) 干预措施:①情绪宣泄;②认知干预;③社会支持;④积极应对,传递乐观精神;⑤正视困境,避免不现实地要求对方淡化事件;⑥自杀干预。

5. 其他社会服务工作者

(1) 心态:恐惧、焦虑、易怒、多疑、悲观等。

(2) 干预措施:①正确面对、认识新型冠状病毒肺炎;②学会表达情绪;③学会放松;④规律进食;⑤寻求专业人士帮助。

6. 特殊人群(老年人、儿童、孕产妇)

(1) 心态:紧张、害怕、不安、担忧、无助、绝望、警觉性增高、躯体不适、焦虑、抑郁等。

(2) 干预措施:①提供熟悉稳定的环境、充足的饮食;②鼓励情感表达,给予适当的情感支持;③由家人或其他熟悉的人照料;④及时调整照顾者的情绪;⑤信息透明化,对内容进行筛选,防止误导。

二、疑似患者的心理干预

（1）心态：侥幸心理、躲避治疗、怕被歧视，或焦躁、过度求治、频繁转院等。

（2）干预措施：①政策宣教，密切观察，及早求治；②为人、为己采用必要的保护措施；③服从大局安排，按照规定报告个人情况；④使用减压行为，减少应激。

三、确诊患者的心理干预

1. 隔离治疗初期

（1）心态：麻木、否认、愤怒、恐惧、焦虑、抑郁、失望、抱怨、失眠或攻击等。

（2）干预措施：①理解患者的应激反应，作到事先有所准备；②及时评估自杀、自伤、攻击风险，给予心理支持，不与患者正面冲突等；③强调隔离手段不仅是为了更好地观察和治疗患者，同时是保护亲人和社会安全的方式。

2. 隔离治疗期

（1）心态：除上述可能出现的心态以外，还可能出现孤独，或因对疾病的恐惧而不配合、放弃治疗，或对治疗的过度乐观和期望值过高等。

（2）干预措施：①根据患者能接受的程度，客观、如实地交代病情和外界疫情，使患者做到心中有数；②协助与外界亲人沟通，转达信息；③积极鼓励患者配合治疗的所有行为；④尽量使环境适宜患者的治疗；⑤必要时请精神科会诊。

3. 发生呼吸窘迫、极度不安、表达困难的患者

(1) 心态:濒死感、恐慌、绝望等。

(2) 干预措施:镇定、安抚的同时,加强原发病的治疗,减轻症状。

4. 居家隔离的轻症患者,到医院就诊的发热患者

(1) 心态:恐慌、不安、孤独、无助、压抑、抑郁、悲观、愤怒、紧张,被他人疏远躲避的压力、委屈、羞耻感或不重视疾病等。

(2) 干预措施:①协助服务对象了解真实、可靠的信息与知识;②鼓励积极配合治疗和隔离措施,健康饮食和作息,多进行读书、听音乐、利用现代通信手段沟通及其他日常活动;③接纳隔离处境,了解自己的反应,寻找逆境中的积极意义;④寻求应对压力的社会支持;⑤鼓励使用心理援助热线或在线心理干预等。

四、方舱医院的患者心理干预

(1) 心态:对环境的不适应,易产生缺少私密性又缺少安全感的感受,焦虑、恐慌、失眠等。

(2) 干预措施:①及时识别高危人群,及时化解矛盾,避免极端事件的发生;②创造"熟人社会"的场所,将患者的分区安置与社会支持微系统的建立有机结合起来;③通过播放舒缓的背景音乐及群体性心理治疗等方式来进行心理干预的广覆盖;④指导患者做一些力所能及的活动和交流;⑤寻求应对压力的社会支持。

★**注意**:当前经验表明,需要采用积极的引导调动患者的情绪。可以引导患者做操(健肺操、呼吸操、广播操等)、跳广场舞,各地援助队伍还可教患者学当地的轻快型舞蹈;亦可引导患者打太极拳、八段锦等传统武术。同时,上述互动对方舱医院的医务人员也是一种积极的心理干预。这也适用于非方舱医院的集中隔离轻症患者和医务人员。

五、疫区医务人员及家属的心理干预

(1)心态:过度疲劳和紧张,甚至耗竭,焦虑不安、失眠、抑郁、悲伤、委屈、无助、压抑、面对患者死亡挫败或自责;担心被感染、担心家人、害怕家人担心自己;过度亢奋,拒绝合理的休息,不能很好地保证自己的健康等。

(2)干预措施:①参与救援前进行心理危机干预培训;②消除一线医务工作者的后顾之忧,安排专人进行后勤保障;③合理排班,计划在前,避免临时安排工作;④在可能的情况下,尽量保持与家人和外界联络、交流;⑤如出现失眠、情绪低落、焦虑时,可寻求专业的心理危机干预或心理健康服务。

★注意:为封闭管理的城区医务人员配备专用车辆,定期发放捐赠的蔬菜、粮食和水果是必要的。

六、援助队伍的心理干预

(1)心态:自责、无奈、工作耗竭、担心、恐惧、紧张、焦虑、抑郁、悲伤、孤独、寂寞等。

(2)干预措施:①合理排班,计划在前,避免临时安排工作;②适当休息,保证充分的睡眠,均衡饮食,学会自我调节;

③少刷手机和新闻;④保持与家人的联系,得到家人的支持。

　　★**注意**:被援助地和被援助单位的领导要适时给予走访慰问,安排好相关的食宿等;建议被援助单位的医务人员与援助的同行们找机会多联系切磋。

第六章

医院内感染防控

一、患者/疑似患者隔离与限制

医院内对患者/疑似患者隔离与限制方法如表 3。

表 3　医院内对患者/疑似患者隔离与限制方法

分类	策略	实践操作注意事项
环境要求	应有清洁区、潜在污染区、污染区、污染通道及洁净通道	• 三区明确,区域流向由洁向污,不可逆行 • 同分区需有物理隔断且有明确标识
	单间隔离(优先策略)确诊患者集中隔离,疑似病例集中隔离(替代策略)	• 隔离病房每间病室 <4 人,床间距不少于 1.1m • 配有独立卫生间 • 配有手卫生设施 • 尽可能减少不必要的物品(如窗帘等可以拆卸)
	确保环境、物品清洁与消毒	• 按照消毒指引清单执行 • 隔离区域物品专用,禁止与其他病区混用

65

续表

分类	策略	实践操作注意事项
环境要求	医疗废物	• 医疗废物双层黄色医疗废物带扎口统一回收
患者/疑似患者要求	患者/疑似患者限制活动范围	• 尽量不设陪护或减少陪护 • 患者转运路径明确(污染通道进出) • 患者外出佩戴 N-95 型口罩或医用外科口罩 • 患者出院后按照消毒指引进行执行
医务人员要求	医务人员进入隔离区做好个人防护,按照通道进出	• 医务人员根据第一章内容进行个人防护

二、院内消毒

院内消毒分为随时消毒和终末消毒。

医疗机构发热门诊、感染科门诊、病区隔离病房等应做好随时消毒,待每日工作结束后,以及病区隔离病房在病例住院或死亡后,无症状感染者核酸检测阴转后,应做好终末消毒。消毒范围包括地面、墙壁,桌、椅、床头柜、床架等物体表面,患者衣服、被褥等生活用品及相关诊疗用品,以及室内空气等。

终末消毒程序按照《疫源地消毒总则 》(GB19193—2015)执行。

　　医疗机构应尽量选择一次性诊疗用品,非一次性诊疗用品应首选压力蒸汽灭菌,不耐热物品可选择化学消毒剂或低温灭菌设备进行消毒或灭菌。

　　物体表面可选择含氯消毒剂、二氧化氯等消毒剂擦拭、喷洒或浸泡消毒。

　　手、皮肤可使用碘伏、含氯消毒剂和过氧化氢消毒剂或速干手消毒剂。

　　室内空气消毒可选择过氧乙酸、二氧化氯、过氧化氢等消毒剂喷雾消毒。

三、方舱医院的感染防控

　　★注意:本方案亦可供所有非方舱医院、非医院的集中隔离的公共场所参考。

　　(一)区域环境卫生管理

　　1. 舱内

　　(1)地面:每日用500mg/L含氯消毒剂对大厅地面、病区地面等喷洒或擦拭消毒至少2次。

　　(2)物体表面:每班次用消毒湿巾(含氯已定消毒湿巾除外)对医务人员办公场所桌面、电脑等物体表面擦拭消毒。

　　(3)医疗废物:每日清理舱内的医疗废物至少2次。

　　2. 缓冲间

　　(1)地面:每日用500mg/L含氯消毒剂对地面喷洒或擦拭消毒至少2次。

　　(2)物体表面:每日用500~1 000mg/L含氯消毒剂或消毒湿巾(含氯已定消毒湿巾除外)对桌面等物体表面擦拭消毒

至少 2 次。

(3)医疗废物:每天清理医务人员出口缓冲间医疗废物 4 次。建议时间点为每天 7 点、11 点、17 点、23 点左右。

3. 穿防护用品区

(1)总体要求:保持卫生整洁,每班次对整体环境、物品等进行整理。

(2)地面:每日用 500mg/L 含氯消毒剂对地面喷洒消毒或擦拭消毒至少 2 次。

(3)空气:医务人员更换防护用品结束后,开启门窗进行通风换气,每次 30 分钟。

4. 更衣室

(1)总体要求:保持卫生整洁,每天对环境卫生清洁至少 2 次。

(2)地面:每日用 500mg/L 含氯消毒剂对地面喷洒消毒或擦拭消毒至少 2 次。

(3)饮食等:禁止在更衣室常规饮食。

5. 舱外污染区

(1)整体要求:保持卫生整洁,每天对周边环境清洁至少 2 次。

(2)厕所等:每日至少清理 2 次。

(3)医疗废物:每天至少清理运送 1 次。

(二) 人员及用品管理

1. 舱内

(1)医务人员:保持防护用品的完好性,避免大幅度动作。

(2)患者:及时为患者更换一次性医用口罩。

2. 缓冲间

(1)医务人员:按照避免污染的原则,轻柔脱卸防护用品。

(2)物品:根据实际使用量,每天配备充足的手套、速干手消毒剂、外科口罩(外科口罩建议放在带有抽屉的桌子抽屉中,并做好标记)等。

3. 穿防护用品区 每班次保证充足的防护用品,每次医务人员总体完成穿防护用品后,及时补充用量。若发现即将短缺的物资,及时联系负责人。

(三) 重复使用物品管理

重复使用的医疗用品如护目镜、防护面屏等,应丢弃在缓冲间(一脱间)配制好的 2 000mg/L 含氯消毒液中,每日上午从缓冲间取出护目镜、防护面屏等,用重新配制的 2 000mg/L 含氯消毒液重新浸泡消毒至少 30 分钟,之后彻底冲洗,或用含氯浓度测试纸检测无消毒剂残留后,方可重新晾干或烘干使用。

四、武汉雷神山医院的感染防控

武汉雷神山医院成立了医院感染管理组织体系,包括医院感染管理委员会、质量管理及医院感染组、临床科室院感质控小组等,负责疫情期间本院各科室的医院感染防控工作。其中,医院感染管理委员会统筹规划,质管院感组在其领导下,负责医院感染管理的日常工作,建立各临床科室院感管理小组,负责本科室医院感染管理工作。

医务人员严格按照《新型冠状病毒感染的肺炎防控中常见医用防护用品使用范围指引(试行)》规范使用防护用品,不同病区防护等级请参照第一章,同时医务人员应积极参加医院感染管理相关知识和技能的培训;开展新型冠状病毒肺炎医院感染的监测,并按要求上报;合理使用抗菌药物;监督并指导保洁员掌握消毒、防护等技能。

各临床科室院感管理小组设院感质控员 1 名,负责本科室医院感染管理各项工作的落实,包括医务人员对防护用品的使用规范,防护用品的领取和补充,各项消毒、隔离制度执行情况的督导,医院院感知识的传达与培训,医院感染问题的及时上报等。

五、援助队伍的感染防控

援助队伍分为医务人员和建筑、输送物资等其他工作人员。

援助医务人员可根据所在病区采取不同等级的防护措施,其中隔离区、重症监护病房医务人员采取三级防护,详细内容请参考第一章。

援助疫区的其他工作人员可根据自身的暴露风险等级选择不同等级的防护用品。

在非人口密集的公共场所可佩戴一次性医用口罩,人口较为密集或接触人数较多时可佩戴医用外科口罩;在人口高度密集区域佩戴 KN-95/N-95 型及以上颗粒物防护口罩,并做好手卫生消毒等。

第七章

社区人群感染防控

一、密切接触者及可疑暴露者

密切接触者及可疑暴露者均应该有 14 天的健康观察期，观察期从和患者接触或环境暴露的最后一天算起。

观察期内，一旦出现任何症状，特别是发热、呼吸道感染症状如咳嗽、呼吸短促或腹泻，马上就医。

对偶然接触、低暴露于疑似或确诊感染的接触者，要实行接触监测，即进行日常活动的同时，检查伴随的症状情况。

二、疑似感染者

疑似感染者应尽快前往医院进行诊疗。医生根据患者情况进行判断：

1. 轻微症状疑似感染者可在接受防治宣教后考虑居家隔离，进行家庭护理；或在宾馆、酒店、校舍进行隔离，进行相关护理。

2. 症状较重的疑似感染者及经医生判断后需要转诊至

发热门诊者,由医务人员做好登记,场所工作人员联系救护车就近送至指定发热门诊进行进一步明确诊断,并将情况报告当地疾病预防控制中心。

在家中、宾馆、酒店、校舍隔离期间,患者用药及临床症状观察需密切观察,其照顾家属/人员需要每天测量体温进行自我观察。在整个家庭护理期间,卫生保健人员应参与通过电话和定期访问,审查症状的进展情况,必要时进行特定的诊断测试。

三、出行人群

日常生活/工作出行人员需佩戴口罩,避开密集人群,与人接触保持 1m 以上距离。避免在公共场所长时间停留,及时洗手消毒。

出现可疑症状需到指定医疗机构发热门诊就诊人员,应佩戴医用外科口罩,避免乘坐公共交通工具,避免前往人群密集的场所。

避免不必要的出行。如果在过去 14 天内前往中国湖北省(特别是武汉市)或来自有确诊病例报告的社区,并且感到发热、咳嗽或呼吸困难,则应立即就医。从疾病流行地区返回,应尽快到所在社区居民/村民委员会进行登记并进行医学观察,医学观察期限为离开疾病流行地区后 14 天。

四、公共区域

1. 建筑物

如果建筑物内发现疑似或确诊患者,应该立即停用中央空调。尽快对环境和空调系统进行严格消毒,综合评估合格以后,才考虑是否能够再次启用。

具备自然通风条件的房间尽量多开门窗通风换气。保持室内空气流通。

人群密集的公共区域,如商场内在入口处进行体温检测,并可适当配备手消液,卫生间配备洗手液/肥皂。

2. 公用物品及公共接触部位

公用物品及公共接触部位要定期清洗和消毒。

每日须对门厅、楼道、电梯、楼梯、卫生间等公共部位进行消毒。

每日 2 次使用 75% 酒精或含氯消毒剂对垃圾桶进行消毒处理,尽量使用喷雾消毒;每个区域使用的保洁用具要分开,避免混用。

3. 加强宣传教育

设置新型冠状病毒肺炎的相关预防知识宣传栏,利用各种显示屏宣传新型冠状病毒和冬、春季传染病防控。

五、口罩

1. 口罩的类型及使用对象

(1)一次性使用医用口罩:推荐公众在非人员密集的公共场所使用。

(2)医用外科口罩:防护效果优于一次性使用医用口罩,推荐疑似病例、公共场所服务人员等在岗期间佩戴。

(3)KN-95/N-95 型及以上颗粒物防护口罩:防护效果优于医用外科口罩,推荐现场调查、采样和检测人员使用,公众在人员高度密集场所或密闭公共场所也可佩戴。

(4)医用防护口罩：推荐发热门诊、隔离病房医务人员及确诊患者转移时佩戴。

★**注意**：口罩的佩戴方法见第一章。

2. 口罩使用后的处理原则

(1)健康人群使用后的口罩，按照生活垃圾分类的要求处理即可。

(2)疑似病例或确诊患者佩戴的口罩，不可随意丢弃，应视作医疗废弃物，严格按照医疗废弃物有关流程处理，不得进入流通市场。

六、手卫生

1. 正确的洗手方法

在流水下淋湿双手，取适量肥皂／洗手液，用"七步洗手法"搓洗不少于20秒，冲洗干净并擦干。

★**注意**：手指、手腕注意清洁到位。

2. 勤洗手，注意手卫生

随时保持手卫生，注意饭前便后、外出返回后、准备食物前中后、咳嗽、打喷嚏手捂后，接触他人或传递物品后要洗手。

咳嗽或打喷嚏时，用纸巾或手肘衣服(而不是手)遮住口鼻。

应随时保持手卫生，不用不洁的手触摸口鼻眼或皮肤损伤处。

★**注意**：一般情况下，日常生活中注意勤洗手即可；不建议用戴手套的方式取代洗手。

七、消毒

1. 消毒剂的选择

选用 75% 医用酒精、含氯消毒剂、过氧乙酸、二氧化氯和过氧化氢消毒剂。日常生活中常用的是 75% 医用酒精、84 消毒液、消毒泡腾片。

★注意 1：75% 医用酒精禁止在密闭空间大量喷雾，防止火灾和爆炸。

★注意 2：使用含氯消毒剂注意人员防护，戴好手套、口罩、护目镜。

2. 加强环境消毒

(1)外出回来后，手机和钥匙使用消毒湿巾或 75% 酒精擦拭。

(2)门把手、电话、桌面等手经常接触的表面，定期用酒精等擦拭消毒。

(3)碗筷、水杯等餐具定期放在专用的锅里煮沸 15 分钟以上。

(4)咳嗽、吐痰或打喷嚏用过的纸巾、口罩等扔到专用垃圾桶，必要时(如隔离观察)在清理前用 500~1 000mg/L 的含氯消毒剂喷洒至完全湿润，再扎紧塑料袋口。

(5)每日对门厅、走廊、会议室、楼梯、电梯、卫生间等进行喷雾消毒，使用 500~1 000mg/L 的含氯消毒剂喷洒，作用 60 分钟后开窗通风。

(6)有症状的人员就诊后，用 1 000mg/L 含氯消毒剂(或过氧乙酸)拖地,作用 60 分钟,用 500mg/L 含氯消毒剂擦拭消毒接触物品如家具台面、门把手、餐(饮)具等,保持 30 分钟后用清洁湿抹布擦拭。如果有患者血液、痰液、呕吐物、排泄物等污染物时,清理后再用上述方法消毒。

八、社区防控管理

1. 未发现病例的社区

未发现病例的社区,"外防输入":

(1)建立疫情防控工作组,宣传防控知识;限制人员聚集。

(2)对疫区返回人员、外地返回居住地的人员进行严格登记,督促其居家隔离 14 天,加强发热和症状监测,密切跟踪观察。

(3)发现疑似患者,及时联系定点医院,组织转诊;同时治理环境卫生,提供物资准备。

2. 出现病例或暴发疫情的社区

出现病例或暴发疫情的社区,"内防扩散、外防输出",除上述之外:

(1)需封锁疫区,限制人员流动。

(2)严格排查、管理密切接触者,实施隔离医学观察,每日随访记录健康状况。

(3)发现疑似患者,及时联系定点医院,组织转诊。疑似病例或患者转诊后,需在专业人员指导下对其家庭内部进行终末消毒。

(4)加强楼栋公共区域的日常消毒。

(5)及时发布和动态更新当地疫情防控动态、联防联控的政策措施,引导社区居民关注权威发布,不信谣,不传谣,消除社区居民的忧虑和恐惧心理。

九、药物预防

1. 疫苗预防

暂无疫苗。全球及我国均在正加快研制进度,但是疫苗研制成功仍需时间。

2. 中医药预防

全国 25 个省份 / 地区根据"因时、因地、因人制宜"的原则,发布了各自的中医药预防方案,其中:密切接触者多推荐"玉屏风散 / 生黄芪 + 银花、连翘、贯众等清热解毒中药"。儿童多推荐组方"玉屏风散加减或四君子汤加味"。普通成人多推荐组方"玉屏风散加味"。

室内可根据实际条件考虑:熏艾、佩戴中药香囊、中药足浴、中药代茶饮和练习中国传统健身术,如八段锦、太极拳、五禽戏等以提高免疫力,预防疾病的发生。

第八章

流行病学特征

一、病毒及疾病命名

1. 暴发初期命名

本次疫情暴发后，中国国家卫生健康委员会的文件使用的是"新型冠状病毒感染的肺炎"；世界卫生组织对该病毒的命名为"2019-novel coronavirus"，简称"2019-nCoV"。

2. 国家卫生健康委员会命名

2020年2月7日，中国国家卫生健康委员会将"新型冠状病毒感染的肺炎"修改暂命名为"新型冠状病毒肺炎"，简称"新冠肺炎"；英文名称为"Novel Coronavirus Pneumonia"，简称"NCP"。其中，英文名称于2020年2月21日修订为"COVID-19"，中文名称不变。

3. 世界卫生组织命名

2020年2月11日全球研究与创新论坛在日内瓦开幕。世界卫生组织总干事谭德塞在记者会上宣布，世界卫生组织将2019-nCoV引发的疾病正式命名为"coronavirus disease 2019"，简称"COVID-19"。

该命名与引起疾病的病毒有关:其中 CO 代表 corona(冠状),VI 代表 virus(病毒),D 代表 disease(疾病),19 则因为疾病暴发于 2019 年。

4. 国际病毒分类学委员会命名

2020 年 2 月 11 日,国际病毒分类学委员会(ICTV)将新型冠状病毒命名为"SARS-CoV-2"。该委员会的冠状病毒研究小组解释说,该命名强调了新病毒与 2003 年发现的 SARS 病毒的相似性。

二、暴发范围

1. 国家卫生健康委员会数据

截至 2 月 18 日 24 时,据 31 个省(自治区、直辖市)和新疆生产建设兵团报告,现有确诊病例 57 805 例(其中重症病例 11 977 例),累计治愈出院病例 14 376 例,累计死亡病例 2 004 例,累计报告确诊病例 74 185 例,现有疑似病例 5 248 例。累计追踪到密切接触者 574 418 人,尚在医学观察的密切接触者 135 881 人。

累计收到港澳台地区通报确诊病例 84 例:香港特别行政区 56 例(出院 1 例,死亡 1 例),澳门特别行政区 10 例(出院 3 例),台湾地区 18 例(出院 1 例)。

2. 世界卫生组织数据

截至 2 月 17 日 24 时,国外累计报告确诊病例:新加坡 77 例,日本 65 例,泰国 35 例,韩国 31 例,马来西亚 22 例,德国 16 例,越南 16 例,澳大利亚 15 例,美国 15 例,英国 9 例,阿拉伯联合酋长国 9 例,加拿大 8 例,菲律宾 3 例,印度 3 例,尼泊尔 1 例,斯里兰卡1例,法国12例,意大利3例,俄罗斯2例,西班牙2例,比利时1例,芬兰1例,瑞典1例,埃及1例,柬埔寨1例。另外,钻石珍珠号邮轮(日本)454例。

三、宿主及传播途径

1. 宿主

目前研究显示与蝙蝠SARS相关冠状病毒(bat-SL-CoVZC45)同源性达85%以上。

目前的研究表明,病毒的宿主可能为蝙蝠或穿山甲等野生动物。新型冠状病毒肺炎是直接传播还是通过中间宿主传播,需要进一步确认,它将有助于确定人兽共患传播模式。

2. 传播途径

经呼吸道飞沫和接触传播是主要的传播途径。在相对封闭的环境中长时间暴露于高浓度气溶胶情况下存在经气溶胶传播的可能。确诊患者粪便中检出病毒RNA阳性,存在消化道传播的可能性,但传播途径尚待明确。存在经眼部传播的可能。此外,尚无证据支持或否定是否存在血液传播。

基于武汉大学中南医院的9例孕妇生产的案例分析,结果表明暂未发现母婴垂直传播证据。

四、病因学及发病机制

新型冠状病毒属于β属的新型冠状病毒,有包膜、颗粒呈圆形或椭圆形,常为多形性,直径为60~140nm。其基因特征与SARS相关冠状病毒(SARSr-CoV)和MERS相关冠状病毒(MERS-CoV)有明显区别。

当前,对病毒的来源、感染后排毒时间、发病机制等尚不明确。

五、分子流行病学

需要获得尽可能多的时间和地理上无关的临床分离株,以评估病毒突变的程度,并评估这些突变是否表明对人类宿主的适应性。

尚未发现病毒变异的证据。

六、潜伏期和感染期

基于目前的流行病学调查,潜伏期为 1~14 天,多为 3~7 天。

与 SRAS 有很大不同,新型冠状病毒潜伏期具有传染性。

目前所见传染源主要是新型冠状病毒感染的患者,无症状感染者也可能成为传染源。

七、影响预后的因素

从目前收治的病例情况看,多数患者预后良好,少数患者病情危重,老年人和有慢性基础疾病者预后较差。儿童病例症状相对较轻。

迄今为止,老年人和有基础病症(如糖尿病和心脏病)的患者似乎发展成重症的风险较高。

八、流行趋势的模拟

1. 主要学术研究结果

研究 1:Zhao 等的研究对在疫情早期阶段的基本繁

殖数量 R0 进行估计,估计平均 R0 范围为 2.24(95%CI 1.96~2.55)到 3.58(95%CI 2.89~4.39),明显大于 1,表明疫情会导致暴发。

研究 2:Wu 等的研究对在武汉暴发的早期阶段,新型冠状病毒的基本繁殖数量 R0 估计为 2.68,流行病规模每 6.4 天翻了一倍,在此期间,武汉市估计有多达 75 815 人被感染。但由于缺乏有关疑似、可能和确诊病例以及密切接触者的可靠且详细的时间记录,目前尚不清楚此次疫情的真正规模,以及其是否会导致大流行。

研究 3:Zhu 等的研究预测不同情况下未来 30 天(直到 2020 年 3 月 2 日的流行趋势,表明:①如同 2003 年的 SARS 一样成功地控制疫情,中国 100% 的城市将控制感染,感染人数总计为 15 万人。②由于复工及开学增加面对面接触的机会,中国 91% 的城市将控制感染,感染人数总计为 41 万人。

研究 4:柏如海等的研究表明在新感染区域内,对患者有效的治疗与隔离,同时在发现病例后有效减少该区域内人群间密切接触的前提下,传播可能不会超过 1 个月。

2. 研究的局限性及意义

目前国内采取最强防控策略,疫区主要城市已实施封城策略,各地也相继采取了出行限制策略。同时,不断提高的检测治疗水平、更新的病例定义、按照"应收尽收、不漏一人"政策的贯彻实施,使得流行趋势的数据出现较大的波动,研究模拟的结果适用性减弱。

尽管如此,这些研究对疫情发展的研究与预测,仍为国家打赢疫情防控阻击战提供重要参考。

参考文献

［1］国家卫生健康委办公厅. 国家卫生健康委办公厅关于印发新型冠状病毒感染的肺炎防控中常见医用防护用品使用范围指引（试行）的通知［EB/OL］.(2020-01-26)［2020-02-15］.http://www.nhc.gov.cn/yzygj/s7659/202001/e71c5de925a64eafbe1ce790debab5c6.shtml.

［2］ZHAO S,LIN Q,RAN J,et al.Preliminary estimation of the basic reproduction number of novel coronavirus(2019-nCoV) in China,from 2019 to 2020：A data-driven analysis in the early phase of the outbreak［J］.Int J Infect Dis,2020,92：214-217.

［3］WU JT,LEUNG K,LEUNG G M.Nowcasting and forecasting the potential domestic and international spread of the 2019-nCoV outbreak originating in Wuhan,China：a modelling study［J］.Lancet,2020.pii：S0140-6736(20)30260-30269.

［4］ZHU XL,ZHANG AY,XU S,et al.Spatially Explicit Modeling of 2019-nCoV Epidemic Trend based on Mobile Phone Data in Mainland China［J］.medRxiv.2020,2020.02.09.20021360.DOI：10.1101/2020.02.09.20021360.

［5］柏如海,董琬月,石莹,等.有效控制措施下新型冠状病毒流行趋势模拟［J］.医学新知,2020,30(2):8-12.

［6］靳英辉,蔡林,程真顺,等.新型冠状病毒(2019-nCoV)感染的肺炎诊疗快速建议指南(标准版)［J］.解放军医学杂志,2020,45(1):1-20.

［7］ 国家卫生健康委办公厅.国家卫生健康委办公厅关于印发新型冠状病毒肺炎防控方案(第四版)的通知［EB/OL］.(2020-02-06)［2020-02-15］.http://www.nhc.gov.cn/jkj/s3577/202002/573340613ab243b3a7f61df260551dd4.shtml.

［8］ 方邦江,齐文生,黄烨.新型冠状病毒感染的肺炎中西医结合防控手册［M］.北京:人民卫生出版社,2020.

［9］ 中国疾病预防控制中心.做好居家消毒预防新型冠状病毒［EB/OL］.(2020-01-22)［2020-02-15］.http://www.chinacdc.cn/jkzt/crb/zl/szkb_11803/jszl_2275/202001/t20200122_211370.html.

［10］ 国务院应对新型冠状病毒感染的肺炎疫情联防联控机制.关于印发公共交通工具消毒操作技术指南的通知［EB/OL］.(2020-01-29)［2020-02-15］.http://www.nhc.gov.cn/jkj/s3577/202001/2152d180f15540039ccd3c79d660c230.shtml.

［11］ 陆军军医大学.陆军官兵新型冠状病毒感染防护手册［EB/OL］.(2020-02-09)［2020-02-15］.http://aammt.tmmu.edu.cn/Upload/Park/b086c5a3-9656-4b29-ae41-875aecff60d1.pdf.

［12］ 中国疾病预防控制中心.新型冠状病毒感染的肺炎公众防护指南［M］.北京:人民卫生出版社,2020.

［13］ 国家卫生健康委员会疾病预防控制局.关于印发新型冠状病毒感染不同风险人群防护指南和预防新型冠状病毒感染的肺炎口罩使用指南的通知［EB/OL］.(2020-01-30)［2020-02-15］.http://www.nhc.gov.cn/jkj/s7916/202001/a3a261dabfcf4c3fa365d4eb07ddab34.shtml.

［14］ 应对新型冠状病毒感染的肺炎疫情联防联控工作机制.关于加强新型冠状病毒感染的肺炎疫情社区防控工作的通知［EB/OL］.(2020-01-24)［2020-02-15］.http://www.nhc.gov.cn/jkj/s3577/202001/dd1e502534004a8d88b6a10f329a3369.shtml.

［15］ JIN YH,CAI L,CHENG ZS,et al.A rapid advice guideline for the diagnosis and treatment of 2019 novel coronavirus(2019-nCoV) infected pneumonia(standard version)[J].Mil Med Res,2020,7(1):4.

［16］ 靳英辉,蔡林,程真顺,等.新型冠状病毒(2019-nCoV)感染的肺炎诊疗快速建议指南(完整版)[J]. 医学新知,2020,30(1):35-64.

［17］ 郑文科,张俊华,杨丰文,等.中医药防治新型冠状病毒感染的肺炎各地诊疗方案综合分析[J/OL].中医杂志,2020:1-4［2020-02-06］.http://kns.cnki.net/kcms/detail/11.2166.r.20200206.1113.002.html.

［18］ 马晶,胡芬,孙慧敏,等.运用ECMO救治新型冠状病毒(2019-nCoV)感染的重症肺炎患者的护理体会[J].医学新知,2020,30(1):74-77.

［19］ CHEN H,GUO J,WANG C,et al.Clinical characteristics and intrauterine vertical transmission potential of COVID-19 infection in nine pregnant women:a retrospective review of medical records [J].Lancet,2020.DOI:10.1016/S0140-6736(20)30360-3.

［20］ 中华医学会放射学分会传染病学组,中国医师协会放射医师分会感染影像专委会,中国研究型医院学会感染与炎症放射学分会,等.新型冠状病毒感染的肺炎影像学诊断指南(2020第一版)[J].医学新知,2020,30(1):22-34.

［21］ 世界卫生组织.有关新型冠状病毒的常见问题[EB/OL].(2020-02-11)［2020-02-15］.https://www.who.int/zh/news-room/q-a-detail/q-a-coronaviruses.

［22］ 应对新型冠状病毒感染的肺炎疫情联防联控工作机制.关于印发新型冠状病毒感染的肺炎疫情紧急心理危机干预指导原则的通知[EB/OL].(2020-01-26)［2020-02-14］.http://www.nhc.gov.cn/jkj/s3577/202001/6adc08b966594253b2b791be5c3b9467.shtml.

［23］ 健康报.方舱医院,心理防"疫"不可少[EB/OL].(2020-02-07)［2020-02-14］.https://mp.weixin.qq.com/s/PzLZ_kwNPV_vitLwuz1j8w.

［24］ 国家卫生健康委办公厅,国家中医药管理局办公室.关于印发新型冠状病毒肺炎诊疗方案(试行第五版修正版)的通知[EB/

OL].(2020-02-08)[2020-02-14].http://www.nhc.gov.cn/yzygj/s7653p/202002/d4b895337e19445f8d728fcaf1e3e13a.shtml.

[25] 王卫国,胡姮,宋璐,等.不典型新型冠状病毒(2019-nCoV)感染的肺炎的影像学表现及诊断:附14例分析[J].医学新知,2020,30(1):7-9.

[26] 李莉,任美吉,张岩岩,等.1例确诊新型冠状病毒(2019-nCoV)肺炎患者的肺部CT表现(附SARS病理及鉴别诊断)[J].医学新知,2020,30(1):4-6.

[27] 李娜,闫萍,孙慧敏,等.疑似新型冠状病毒感染的肺炎新生儿在新生儿重症监护病房的护理经验[J].医学新知,2020,30(1):70-73.

[28] SHEN K,YANG Y,WANG T,et al.Diagnosis,treatment,and prevention of 2019 novel coronavirus infection in children:experts'consensus statement [J].World J Pediatr,Published online:February 7,2020.DOI:10.1007/s12519-020-00343-7.

[29] WANG D,HU B,HU C,et al.Clinical Characteristics of 138 Hospitalized Patients With 2019 Novel Coronavirus-Infected Pneumonia in Wuhan,China [J].JAMA,Published online February 7,2020.DOI:10.1001/jama.2020.1585.

[30] CHEN ZM,FU JF,SHU Q,et al.Diagnosis and treatment recommendations for pediatric respiratory infection caused by the 2019 novel coronavirus [J].World J Pediatr,Published online:February 5,2020.DOI:10.1007/s12519-020-00345-5.

[31] 国家卫生健康委办公厅,国家中医药管理局办公室.关于印发新型冠状病毒肺炎诊疗方案(试行第六版)的通知[EB/OL].(2020-02-18)[2020-02-19].http://www.nhc.gov.cn/xcs/zhengcwj/202002/8334a8326dd94d329df351d7da8aefc2.shtml.

[32] 庞稳泰,金鑫瑶,庞博,等.中医药防治新型冠状病毒肺炎方证规律分析[J/OL].中国中药杂志,2020:1-8[2020-02-19].https://kns.cnki.net/KCMS/detail/11.2272.r.20200218.1849.003.html.